观外识内疾

——韩学杰望诊大揭秘

第二版

主编◇韩学杰

全国百佳图书出版单位
中国中医药出版社
·北京·

图书在版编目（CIP）数据

观外识内疾 ：韩学杰望诊大揭秘 / 韩学杰主编.
2 版. -- 北京 ：中国中医药出版社，2024.9
ISBN 978-7-5132-8862-0

Ⅰ．R241.2

中国国家版本馆 CIP 数据核字第 20243UD590 号

本书为融合出版物，微信扫描右侧二维码，关注
"悦医家中医书院"微信公众号，即可访问相关数字
化资源和服务。

中国中医药出版社出版

北京经济技术开发区科创十三街 31 号院二区 8 号楼
邮政编码　100176
传真　010-64405721
廊坊市佳艺印务有限公司印刷
各地新华书店经销

开本 710×1000　1/16　印张 12.25　字数 199 千字
2024 年 9 月第 2 版　2024 年 9 月第 1 次印刷
书号　ISBN 978 - 7 - 5132 - 8862 - 0

定价　79.00 元
网址　www.cptcm.com

服 务 热 线　010-64405510
购 书 热 线　010-89535836
维 权 打 假　010-64405753

微信服务号　zgzyycbs
微商城网址　https://kdt.im/LIdUGr
官 方 微 博　http://e.weibo.com/cptcm
天猫旗舰店网址　https://zgzyycbs.tmall.com

韩学杰简介

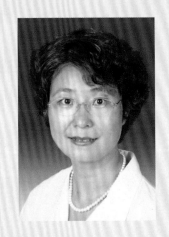

　　韩学杰，女，1966 年出生，陕西咸阳人，主任医师，医学博士，博士研究生导师，第七批全国老中医药专家学术经验继承工作指导老师，沈氏女科第二十代传人。现任国家中医药管理局中医药标准化工作办公室副主任，中医临床基础医学研究所中医药规范标准研究中心执行主任。兼任 WTO/TBT 国外通报评议专家，国家自然科学基金委员会评审专家，中国民间中医医药研究开发协会沈氏女科分会会长，中华中医药学会心血管病分会名誉副主任委员，中华中医药学会内科分会副秘书长，中国互联网协会互联网医疗健康工作委员会第二届委员会副主任委员，北京

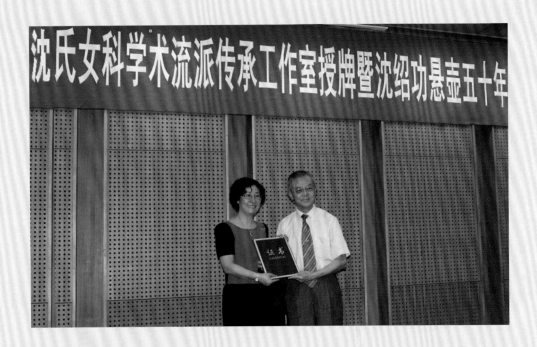

市中医妇幼保健全覆盖项目首席专家，国家卫健委、国家中医药管理局中医药健康文化科普专家等。

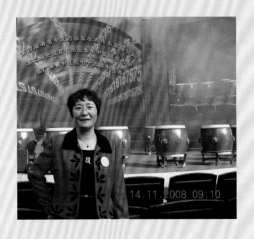

1989 年毕业于陕西中医学院，同年被分配到中国中医科学院广安门医院急诊科工作 6 年，1996 年起攻读沈绍功教授的硕士、博士研究生，2022 年当选第七批全国老中医药专家学术经验继承工作指导老师。目前从事中医标准化共性技术及中医药防治心血管疾病研究。专注中医药事业近 40 年，承担省部级及以上课题 90 余项，获奖 40 余项。主要成就：①开展中医规范标准共性技术研究，承担了国家中医药管理局关于研究制定中医药标准化"十二五"发展战略与规划的任务，国家中医药管理局在此基础上发布了《中医药标准化中长期发展规划纲要（2011—2012 年）》。负责起草了两个行业标准——《中医药行业标准编制通则》《中医诊疗

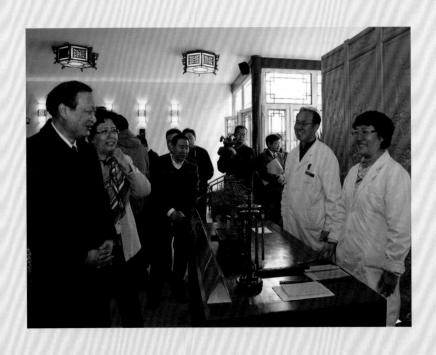

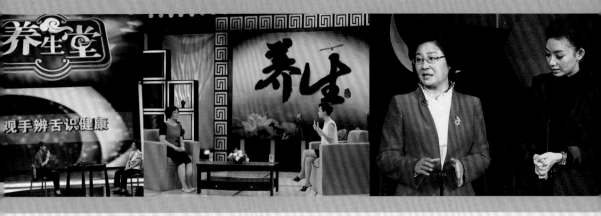

指南编制通则》，开展中医药 ISO/TC249 国际标准制定的程序与方法的研究。②开展医疗和生育保险管理服务标准研究，提出中医药医疗和生育方面管理标准和服务标准模式。③提出"痰瘀互结，毒损心络"为高血压、冠心病的主要病因病机，以痰瘀同治、解毒通络为主要治法。该学术观点在全国范围内得到推广和应用。2008 年被中华中医药学会评为"全国百名杰出青年中医"。主编医学著作百余部，发表学术论文 270 余篇，其中被 SCI 收录 11 篇。曾在北京卫视《养生堂》、中国教育电视台《非童小可》、辽宁卫视《养生道》、贵州卫视《养生》等栏目主讲中医望诊及养生，曾为工业和信息化部、司法部、国家进出口公司、国家电子计算机中心、北京市煤气燃气总公司、国家知识产权局作健康讲座，深受大家好评。

再版说明

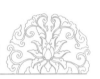

　　自《观外识内疾》首版在 2014 年成功问世以来，我们收获了广泛的读者反馈和专业评价。"万家灯火总关心"，这些宝贵的意见是我十多年来一直致力于中医药科普工作、弘扬中医药传统文化的重要推动力。我作为国家卫生健康委员会和国家中医药管理局的科普专家，在中央电视台《健康之路》、北京卫视《养生堂》等多家主流媒体进行了 99 期中医药文化与养生科普知识讲座。自 2019 年起，我在抖音平台推送科普视频并进行线上直播，目前拥有超过 200 余万粉丝，视频点击量超过 3 亿余次。中医科普一直在路上。

　　为了响应广大读者的要求，十分荣幸将《观外识内疾》于 2024 年重新出版。在本次修订中，我们对书中的部分理论进行了更新，以反映中医望诊领域的最新研究成果。特别是在面诊和舌诊章节，新增了多个更新的判断标准，并修正了初版中一些不够精确的描述。同时，更新了相关插图和相关案例，这些新增内容旨在帮助读者更直观地理解望诊技术的应用。我们也对原有的文本进行了细节上的打磨，优化了排版布局，提升了阅读体验。并把附赠光盘内容转为扫二维码获取。

　　特别感谢所有提供反馈的同行专家，是大家的建议使本书得以精进。同时，对那些在本次修订中给予我支持和帮助的同事和学生表示衷心的感谢。特别鸣谢出版社再次给予的极大支持和帮助，以及读者朋友们为本书提供的宝贵意见。希望第二版《观外识内疾》能为您的生活提供更多的指导和帮助，同时也希望能继续得到广大读者的关注和支持。书中难免仍有不足之处，敬请不吝赐教。

韩学杰
2024 年 4 月于北京

序 一

　　论中医诊病，望闻问切，四诊合参，当望诊居于首，司外揣内，见微知著，以常达变。年轻医生初涉临床，往往以为问诊为四诊之首，难以领悟望诊的精髓，久经实践则渐能感悟到"望而知之谓之神"。

　　纵观中医望诊，20世纪虽有进步，但仍发展滞后。在科学技术日新月异的今天，西医学的检测手段丰富了中医学的望诊内容，X线、CT、磁共振、B超等检测设备相当于医生被放大的眼睛，借助它们，医生可以了解患者的组织结构及病理状态。然而，我以为当今能量与质量、物质与意识、结构与功能已融为一体，中医与西医看人看病诊疗模式存在差异，而理论层面上的趋同已显现在世人面前。如何将西医学的检测手段纳入中医学科学内涵中去完善它，只能是从方法学上融入应用数学、生物信息学等前沿技术，以象为素，以素为候，以候为证，意象素候结合成为中医诊断可用的方法。

　　21世纪人们更关心的是生存质量的提高。不治已病治未病，不治已乱治未乱，立足经典，学融百家，博采众长，这是大医之基础。多学科交叉，构建辨证论治、理法方药、知常达变、圆机活法的诊疗体系是解决临床问题的要素。从弘扬学术、服务社会需求来看，望诊作为及早发现身体预警的信号，提高疾病早期发现率的诊疗方法，大有可为。韩学杰主任医师积数十年经验与学养致力临床诊疗，继承求实创新，将诸多诊疗经验奉献社会，源于勤奋攻读，刻苦钻研，注重读经典、勤临床、参明师，悟性渐递升华，撰写望诊专著《观外识内疾》，目前书将脱稿并即付梓，邀我作序实为对我的信任，谨志数语，乐观厥成。

王永炎

甲午季夏

序二

　　随着工作压力的增加，生活节奏的加快，不良饮食习惯的形成，"猝死""英年早逝"等词屡见报端，临床上也常见到病入晚期才惊觉的患者，令人痛惜。虽然现代诊疗技术日新月异，人们定期体检的意识逐渐增强，然而由于时间和金钱成本等原因，上述悲剧仍难避免。因此，迫切需要一套有助于百姓在日常生活中及早发现身体预警信号并能及时自我调整或医学介入干预，并且易学、易用的方法来提高疾病的早期发现率。同时随着民间中医养生热潮的兴起，百姓掌握一些简便客观的中医诊断方法也有助于提高中医养生的针对性和效果，而简明易懂、易于推广的中医望诊方法当为首选。

　　中医诊病要求望闻问切，四诊合参。《古今医统大全》曰："望闻问切四字，诚为医之纲领。"其中望诊又居四诊之首，《难经·六十一难》曰："经言望而知之，谓之神……望而知之者，望见其五色，以知其病。"中医通过大量的观察实践，逐渐认识到机体外部，特别是面部、舌质、舌苔与脏腑的关系非常密切，如果机体内脏腑阴阳气血有了变化，就必然反映到体表，通过对患者的神、色、形、态、舌象等进行有目的的观察，可以测知内脏病变，正如《灵枢·本脏》所说："视其外应，以知其内脏，则知所病矣。"

上海大场枸橘篱沈氏女科传承至今六百载，其秘诀就是崇德重效，坚持中医的原生态，强调"辨证论治"和"舍症从舌"。舌诊是望诊的重要组成部分，也是中医辨证诊断学的一个标志，中医不望舌不成其医。临床病情复杂，真假难辨，而舌诊直观，一目了然，在四诊中更具有客观性。弟子学杰是沈氏女科第二十代传人及我的学术继承人，随我学习临床近20年，始终坚持科研与临床并重，深得沈氏女科流派之精髓。其将沈氏女科舌诊的经验与西医诊断相配合，在多家电视台的养生节目中浅显易懂地向大众传播舌诊等中医望诊方法，取得了良好的社会效应，节目收视率创下新高，各地患者纷至求医。

目前，市场上的手诊书籍汗牛充栋，然多数划分过细，可操作性差，医生学之亦嫌复杂，何况不懂医之人。同时亦有一些故弄玄虚，与算命看手相夹杂在一起，致使中医手诊难登大雅之堂，与舌诊和脉诊在临床上的广泛应用形成鲜明对比。其实，中医手诊作为中医望诊的一个分支，早在《灵枢·经脉》中就已有记载："胃中寒，手鱼之络多青矣。"后代医家更是在小儿手诊方面颇有建树，如唐代王超《水镜图诀》、清代熊应雄《小儿推拿广意》等。学杰在中医理论指导下，在20余年的大量临床实践观察基础上，将手掌自大鱼际到小鱼际方向分为三部分，分别对应上中下三焦，并将手诊方法大大简化，使之通俗易懂，一目了然，可操作性强。

电视节目一播而过，观众、患者纷纷咨询是否有出版的书籍，以便作为家中保健的案头书。为满足大家的需求，同时也为使中医望诊这一简便廉验的诊断方法更好地起到早期预警、早期诊断的作用，提高民众中医养生的质量，学杰将其数期的电视讲稿整合，推出了《观外识内疾》一书。

该书与电视节目内容相比，内容更加丰富充实，不仅有舌诊、手诊和面诊，还有望诊的渊源与机理，以及目诊、鼻诊、人中诊、口唇诊，并介绍了一些相应的中医养生食疗和保健穴位知识，融早期预警、早期预防于一体，颇为实用。同时得益于电视传播，影响扩大，学杰的门诊量剧增，临床经验更加丰富，得以加入了许多最新的临床典型实例。因此，该书不仅适合民众家庭健康保健，也适合广大中医学子借鉴，功德无量。

有感于学杰的勤奋好学，传承创新，乐以为序！

沈绍功

甲午五月于京都崇厚堂

序三

　　北京卫视《养生堂》开播以来，深受广大人民群众的喜爱和欢迎。《养生堂》不仅给人们讲解医学知识，更重要的是指导人们如何养生和预防疾病。

　　2012 年 8 月和 2014 年 1 月，我们两次邀请中国中医科学院中医临床基础医学研究所主任医师、博士研究生导师韩学杰来到《养生堂》讲解面诊、手诊和舌诊如何预防和诊断疾病，深受观众欢迎。《观外识内疾》一书，是作者依据长期临床实践积累的临床经验，结合《养生堂》讲解的资料并精选临床验案编撰而成。书中通过望面部、双手、舌象，来观察疾病的发生和发展，提醒读者关注自己的健康状况，及时接受医生的诊断治疗，对维护身体健康、提高生活质量均有很大的帮助。我们相信，《观外识内疾》一书，可为那些平时不注意自己健康的人们、不懂得如何养生的人们，提供一种简便而有效的诊断方法，以期达到健康养生、科学养生和延年益寿的目的。

　　全书内容简明实用，图文并茂，通俗易懂，可读性强。

学习本书，不仅可使中医专业人员受益，而且对中医爱好者也有较高的参考价值。希望这本书成为您和家人健康路上的好伙伴。

北京卫视《养生堂》节目监制

2014 年 6 月 10 日

前言

　　中医望诊在四诊中居于首位，可见其特殊地位和作用。《难经·六十一难》将医生分为神、圣、工、巧四类，"望而知之谓之神，闻而知之谓之圣，问而知之谓之工，切而知之谓之巧"。古代医家将望诊灵活用于临床，有许多关于望诊的脍炙人口的故事家喻户晓，如《韩非子·喻老》中的扁鹊见蔡桓公，"告知其病在腠理，不治将恐深……"蔡桓公不信，以为扁鹊邀功、危言耸听，后因病入膏肓不治而亡。东汉皇甫谧在《针灸甲乙经》序中提及张仲景望眉断病之事："仲景见侍中王仲宣时年二十余。谓曰：君有病，四十当眉落，眉落半年而死。"王仲宣为汉代七大才子之一，无视张仲景的劝告，也未曾服用其配制的药物，40岁时暴病而亡，临终时告知家人悔其当初未听劝阻，为时已晚。这些鲜活的故事在民众中广泛流传至今。

　　当前，随着现代科学技术的飞速发展，各种医学仪器及检测方法及水平不断提高，对疾病的诊断更加准确和客观，提升了医生的诊断和治疗水平，但查出的疾病大多为既发疾病，或者恶性肿瘤发展到中晚期，治疗时只能事倍功半，治疗不当则可能加快死亡。然而，随着人们生活水平的普遍提高，国泰民安，百姓安居乐业，生活已迈向康庄大道，百姓更关注如何养生保健，如何不生病、少生病，如何保持身心健康，如何防患于未然，如何防微杜渐。

本人行医近30年，临床诊病坚持"望、闻、问、切"四诊合参，同时结合现代检测手段。在临证为患者诊脉时，留意患者手部或面部的异常表现，发现一些外部特征与其内在疾病有惊人的关系。在此之后，我更加关注患者的手、面、目、鼻、人中、口唇及舌等部位的异常变化与疾病之间的联系。随着观察病例的增多，我的推论得到了进一步的验证。经过大量的临床病例观察与相关仪器及指标检测，如与心脏血管造影、核磁、CT、胃镜等对照发现：很多疾病的早期，一些表征的颜色、形态都会出现异常变化，而这种诊病方法有助于临床中既快又准地判断和把握疾病，得出更加有效的诊疗方案。2012年8月和2014年1月，本人有幸受北京卫视《养生堂》栏目的邀请，先后两次为广大观众讲解了临床望手、面、舌的一些技巧和方法，节目播出之际得到了同行的认可，同时也得到百姓的高度关注，很多患者不远千里来京求诊，甚至有些患者从国外来求医，门诊量剧增，再次丰富了我的临床经验，也让我发现了许多难得的珍贵病例，因此萌发了将自己近30年的望诊经验归纳提炼成书，与同道共享的想法，并有幸得到前辈的支持与指导。在我的同事及学生的协助下整理成《观外识内疾》一书，希望能对中医同行临床诊病提供一些参考，同时也为广大百姓提供一些疾病早期预警的方法。

本书主要分为两个部分。第一部分为望诊基本理论，第二部分为望诊临床经验集锦。图文并茂，形象易懂，所见即所得，内容实用。附录兼顾大众需求，对部分中医名词进行解释并针对涉及的病证介绍食疗方。

在书稿即将付梓之际，承蒙中国工程院王永炎院士拨冗赐序，对此书的临证实用价值予以肯定，在此深表感谢。

感谢北京卫视《养生堂》节目监制张丽大姐作序以资鼓励。

感谢恩师沈绍功教授近 20 年的培养和教育，他将自己的经验和家学无私传授，并在繁忙的诊务之际亲自作序。

编写小组由王丽颖博士，我的学生刘兴方硕士、刘大胜硕士及王凤徒弟和我的先生张印生研究员、儿子张晗主治医师等组成，感谢王燕平研究员以及中国中医药出版社林丽开主任对本书的指导及审定，同时也感谢患者给予的支持。

本书内容浓缩了《观外识内疾》之精华，以生动的视频、通俗易懂的问答形式展示了面诊、舌诊、手诊要领，内容源于临床，科学实用，让读者"看得懂、学得会、用得上"是我最大的心愿。

因本人能力有限，时间仓促，难免存在错误和纰漏，请同行多提宝贵意见。

韩学杰

2014 年 6 月 16 日于北京

缘起

1. 学中医的缘起，源自父亲的爱

我为何选择了学中医，只因父亲在困难时期身心受到了重创，身体一直欠佳，经常求医问药，但仍受疾病折磨，他时常给我讲咱们家要是有一个医生就好了。在高考选择志愿的时候，都是父亲替我选志愿，最后如他所愿我上了陕西中医学院，但是我天生活泼好动，别人对我能否当好医生提出质疑，父亲语重心长地说：小孩子天生好动，等年龄大了，就自然变沉稳了，性格不是问题，你学好本领是关键。在他的一路呵护下，我在大学里一边学习，一边参加校内的各项活动，如短跑、长跑、越野赛、篮球、武术等，练就了强健的体魄和吃苦耐劳的精神。有一次回家，父亲把我接到他的办公室，他还未吃早饭，从书包里拿出母亲做的馒头吃，我问他为何不在外面吃早点，他说已经习惯了，我知道他为了供我们上学，宁肯牺牲自己，节约有限的钱，看着他我潸然泪下，转过脸不让他看到我落泪，且暗下决心，一定要好好学习中医，看护好我的父亲及家庭成员，可是没等到我成功及感恩的那一天，他就永远地离开了我们！

　　1988年，在我上大四过春节期间，老爸让我摸摸他的脉，我感觉他的脉非常沉细，觉得有问题，但不知问题在哪里。我父亲的家人身体都偏瘦，皮肤黄，但精神状态不错，爷爷活到了80岁，奶奶活到了70岁，我父亲总是说他遗传基因好，以后肯定长寿，未曾想过可能患有什么大病。大概在发病的两年前，父亲总说他后背痛，体力差，B超检查示胆囊炎，服用消炎利胆片，症状有所缓解。听我父亲的同事讲，他吃饭时食管不舒服，在县城做钡餐透视未发现异常。春节过后，我父亲去学校看我，我让他在陕西中医学院附属医院做个全面检查，真是不巧，医院断电，什么也未查成，5月妈妈对我讲：你爸最近身体不好，瘦多了，吃饭也差，要赶快到医院做检查，5月15日以"胸痛原因待查"住进了第四军医大学西京医院，在办理住院的过程中，接诊台的护士说了一句："这先生是恶液质。"我心里当时一惊，预感到情况不妙，一周后做胃镜检查：溃疡性食管癌。建议尽早手术。6月2日做手术，打开一看，肿瘤长到了食管外面，浸润到血管和神经，失去了手术机会，外科医生把伤口重新缝合，让我们出院回家，告诉我们患者的寿命只有2~3个月，临走时又说：你们来得太晚，如果在半年前手术也许能多活5年。我听到后如五雷轰顶，肝肠寸断，甚至希望自己少活10年来换取父亲的生命，此后看到父亲米食难进，身体急剧消瘦，病情日益加重，家人们悲痛不已。8月31日，父亲在55岁时依依不舍地离开了这个大家庭。此后我便陷入了无边的悔恨和痛苦中，感叹生命的短暂和疾病的无情，责怪自己为何没有早点催他看病，为何没陪着他去大医院做检查，为何没有早期发现病证、及时挽救他的生命，这也是我这一生最后悔、最自责的事。从此，我开始思考能否用一个简便的中医方法发现疾病的蛛丝马迹，以达到早期诊断疾病、早期预防、早期治疗的目的。

2. 偶遇手诊书籍，感慨生命无常

大学期间，偶尔碰到有位学友拿到一本面诊手诊书，我看后，虽然大部分内容看不懂，但对它里面的内容比较感兴趣。毕业前，宿舍有位 24 岁的女友对我说，她偶尔头晕，有位先生说她寿命不会太长，问我怎么办？我劝她别听先生胡说八道，当时看她的手只觉得发青，别的也没印象。毕业后她上班第一天，突然头晕倒地，CT 报告：脑血管畸形，脑出血。昏迷 1 周后死亡。我听到这个消息后全身发冷，觉得人的生命为何如此脆弱，眨眼间一个鲜活的生命就这样消失了。我在想：如果我对疾病的诊断更有把握，对手诊更有研究，也许我会帮助她尽早查出疾患，免于猝死。但是已没有也许，面对复杂多变的疾病，我们人类是何等的束手无策，我们的早期诊断和治疗又可从哪里突破呢？

3. 手诊预测准确，让我兴致倍增

在我 20 多岁时经历了与亲人的生离死别，看着自己的同学在无声无息间失去生命，看到周围的朋友和亲戚因为各种肿瘤，经历手术、放疗、化疗，或者没有钱治疗，等着生命的蜡烛一点一滴地耗尽而亡，感慨自己多么渺小和无助，在他们需要帮助和治疗的时候，我没有能力和水平相助。因此，我在寻找各种机会学习，同时也在涉猎各种书籍和方法，希望有所提高和突破。

1989年，偶尔看到我姐夫的手，觉得他两手的大小鱼际丰满，另外他喜欢喝酒、吃肉，饭量大于常人，我就告诉他：你这种体型以后容易得高血压、心脏病、糖尿病。他当时听了很不高兴，以为我危言耸听。因为他当时身体非常健康，曾在部队当过兵，喜欢运动，是一位运动标兵，我也只是笑笑而已，没当回事。十多年后，他得了胆结石、胆囊炎，而且频繁发作，有次发作非常厉害，在地上打滚，非常危险，送到医院后准备手术，发现胆囊泥沙状结石伴化脓，没法立即手术，先静脉点滴消炎药及汤药控制症状，缓解后未做手术出院。连续服用汤药3个月余，泥沙状结石消失，7~8年胆绞痛未曾发作。到了2010年，他打电话说发现血压升高、血糖升高、心动过速，服用药物控制不理想，比较焦虑和担心，我建议他联合用药控制病情。我当年说的那几种病都显现了，这时我才觉得手诊的预见性很准确，不能小看和忽略它。

4. 经验从实践来，从观察亲人起

我母亲年轻时就患有肺气肿，经常反复发作，常咳嗽到深夜不能入睡，经氨茶碱、消炎药、激素治疗维持。2000年春节前，她因感冒咳嗽加重，经静注抗生素治疗，效果不佳，咳嗽发展成心悸气喘，低热汗出，动辄加重，食欲不振，脸色及手指变青。我急忙赶回家，经中药治疗一周，她的病情明显缓解，嘱其来北京用中药巩固治疗半年，接下来的13年病情稳定，未曾复发。2013年12月，她又因受凉、生气、食冷等喘症复发，观察其双手发现大、小鱼际浮现青黑色斑，连接成片状。起先以为手没洗干净，后来才发现是由于病情急性发作所致，尽快送医院救治，症状缓解后手部黑斑消退。我观察到了慢性阻塞性肺疾病急性发作的手诊变化，又一次丰富了我的临床经验。

我的儿子天生好动，喜欢打乒乓球，有时连续打5~6个小时。他8~9岁的时候，有一天在楼下玩耍突然腹痛，下午我带他去医院检查，做了血尿常规未发现异常，我怀疑是吃饱饭后运动过量所致，后来也未曾大发作。2003年某天突发腹痛，B超显示左侧输尿管梗阻，左肾大量积水。建议尽快住院手术治疗，在手术过程中引流出来的尿液1500mL，这是多么吓人的一件事，多亏手术及时才没有酿成大患。我观察他的双手小拇指弯曲，问他是否平时爱憋尿，不及时去洗手间排尿，他说有这个坏习惯，因此推论小拇指弯曲的人肾及泌尿系统功能欠佳。再寻问一下其他小拇指弯曲的患者，泌尿生殖系统都有一些不适症状。我儿子手术后9年，左肾仍有少到中量的积水，我比较担心，2013年让他坚持服用汤药半年，复查B超，左肾积水消失，肾脏恢复正常状态，他的腹痛未再发作，此时我才放下心来。

5. 《养生堂》开播，服务更多患者

说实在的，刚毕业的时候我买过不少手诊书，但没完整地看过一本，只因为书写得很复杂，难以读懂和理解。2003年，我与常州手诊研究所刘浩兴所长合作，做了"手诊多维诊疗体系的研究"课题，在这个过程中听了他一次讲座，感觉比较实用，也容易操作，再次引起我的兴趣，在临床上偶尔也使用一下，觉得比较符合实际。

2012 年 7 月，我应邀在北京卫视《养生堂》作了两期"观手辨舌识健康"的讲座。录完节目我心里忐忑不安，担心业界反对，说我故弄玄虚，也担心观众说我是看手相的，对我及单位造成不良影响。但是 8 月 30～31 日的讲座播出后，引起观众的强烈共鸣，大家觉得我讲得浅显易懂，容易操作，使广大听众受益，说我讲得非常符合他们的病证。听后我心里也很感动，心想虽然做了一件小事，但是能够得到大家的认可，也算做了一件有意义的事情。他们找我看病的时候，伸出双手让我看看是什么问题？经过仔细观察和研究，我发现很多疾病在手上都有反映，就用照相机把典型病例拍下来，以供对照和观察，经验就这样在不知不觉中积累起来。

　　2014 年 1 月，我又在北京卫视《养生堂》连续做了 3 集"观外识内疾"节目，涉及手诊、面诊和舌诊。这次患者就诊的热情度更高，节目播出后的第一次门诊挂号近 200 人，患者的复诊率很高，说服药后效果很好，也增加了我看病的自信心。

　　门诊有位患者对我讲，元旦的时候夫妻两人去俄罗斯旅游，老公在宾馆休息时心绞痛发作，也没带任何治疗心脏病的药物，打开电视看到我的讲座，刚好讲到内关穴对心绞痛及心律失常有一定作用，他们赶紧按压，不到 5 分钟疼痛缓解，回北京后他们立即到北京找我看病。治疗 2 个月后，患者既往频繁的心绞痛未再发作。

　　现在典型、难治、衰老的患者增多，对我诊疗水平也提出了更高、更严格的要求，故而与学生、同事一起整理本人电视讲座的稿子及临床病例，以期帮助更多的患者。

我的经验在一次次的实践和检验中得到升华和提高，患者是最好的试金石，疗效是硬道理。经过我的帮助和调治，患者一个个恢复了健康和欢乐，我的内心也充满了喜悦，希望我的书能帮到更多的有缘人。

韩学杰

2014 年 6 月 16 日

目录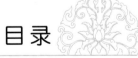

• 第二部分　临床望诊经验集锦 •

• 附　录 •

扫码观看视频

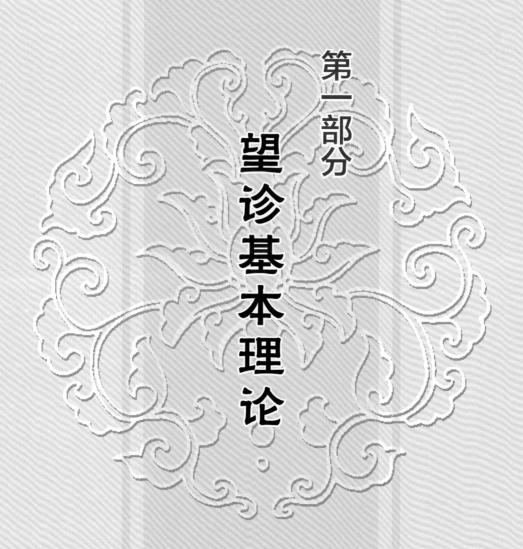

第一部分

望诊基本理论

第一章 "望而知之谓之神"

第一节 望诊的理论渊源

中医诊断疾病的方法主要有望、闻、问、切四诊，而望诊居四诊之首，在中医诊断中占有最重要的地位。所谓望诊，是指医生通过对人体表面部位及排泄物的观察，判断人体健康或疾患状况的诊断方法。早在《难经·六十一难》中就有："望而知之谓之神……望而知之者，望见其五色，以知其病。"即强调熟练地掌握望诊在临床辨证中的重要性。清代名医林之翰在《四诊抉微·凡例》中亦言："四诊为岐黄之首务，而望尤为切紧。"因此，望诊在中医诊断中的地位最高。

中医学在漫长的发展过程中，通过大量的临床实践，积累了丰富且行之有效的望诊经验，创立了独特的望诊理论。纵观望诊的历史，我们通过时间顺序，将望诊分为以下几个阶段：先秦奠定了望诊的理论基础；汉唐时期望诊经验飞速发展；宋元时期望诊经验的鼎盛发展；明清时期望诊著作颇丰；现代望诊的全面兴起。

一、先秦奠基了望诊的理论基础

古代中医学家在与疾病斗争过程中，通过长期的观察和总结，逐步完善中医药知识，积累了早期的望诊识病经验，促进了望诊理论的形成。《周礼·天官》中载："以五气、五声、五色眡其死生，两之以九窍之变，参之以九藏之动。"正是通过观察人体气色和闻气味、声音，观察脏腑的形态变化来判断疾病的发生和发展。长沙马王堆出土的医书《五十二病方》中记载了涉及内科、外科、妇科、儿科等各方面的内容，古书《山海经》中也有一些如蛊、疫、疠、疥、肿、疽、心痛等常见疾病名称的记载。在当时的医疗条件下，对这些疾病的观察及病名的确立和鉴别，都是依靠望诊实现的。

春秋战国时期，出现了"诸子蜂起，百家争鸣"的繁荣局面，也诞生了如《黄帝内经》《难经》等医学理论巨著。《黄帝内经》和《难经》对望诊的意义、方法、内容等均作了全面、系统的阐释，是中医学望诊的理论基石。其中不仅强调整体望诊，还重视局部与分泌物的望诊，并且总结了诸如"形神合一""五色理论""五形之人"及"颜面对应五脏"等对神、色、形、态的望诊方法，又强调望诊与闻、问、切三诊的合参，奠定了中医学望诊发展的坚实基础。

二、汉唐时期望诊经验飞速发展

汉唐时期，随着东汉的张仲景和华佗、两晋的王叔和与葛洪、隋唐的巢元方与孙思邈等一批著名医学家的涌现，中医学的望诊理论在这一时期飞速发展。汉唐时期成为中医学发展的一个高峰。

西汉淳于意著有我国第一部医案——《诊籍》。该书虽已佚失，但从《史记·扁鹊仓公列传》中仍可见对疽、气疝、热病气、肾痹、肺伤等20多种病的记载，其中对很多疾病精于望诊。外科鼻祖华佗对望诊也尤为重视。王叔和《脉经》中尚有"扁鹊华佗察声色要诀"的记载，孙思邈编纂的《华佗神医秘传》中更有"论察声色形证决死法"的记载。东汉张仲景在其著作《伤寒杂病论》中也多有运用望诊的记载，如《伤寒论·辨太阳病脉证并治法上》中有太阳病"面色反有热色者，未欲解也"，《金匮要略·脏腑经络先后病脉证》中有"鼻头色青，腹中痛，苦冷者死。鼻头色微黑者，有水气；色黄者，胸上有寒；色白者，亡血也"等望鼻头色泽的记载。晋代王叔和在《脉经·诊五脏六腑气绝证候》中提道："病人肾绝，四日死，何以知之？齿为暴枯，面为正黑，目中黄色，腰中欲折，白汗出如流水。"另外，《脉诀》中设有"五脏之色""察色观病生死候歌""产难生死歌""小儿外证十五候歌"，专门讨论望诊的思想和方法。葛洪的《肘后备急方》中也详细叙述了天花、伤寒、瘟疫、痢疾等流行病的流行情况与症状。另外，其最早发现的舌下脉络诊法也对中医望诊的发展产生了深远的影响。唐代著名的医药大家孙思邈对望诊也有独到的见解，他认为："夫为医者，虽善于脉候，而不知察于气色者，终为未尽要妙也。"所以在《千金翼方》中设立"色脉"卷，并以诊气色法，冠其篇首。以上诸多医家对望诊的研究和发展使望诊的经验逐渐积累和丰富起来。

三、宋元时期望诊经验的鼎盛发展

宋元期间，望诊理论有了长足的发展。"金元四大家"在其著作中对望诊均有涉及，并多有发挥。中国医学史第一部舌诊专著《敖氏伤寒金镜录》就是在这个历史阶段问世的。小儿食指络脉诊法在该时期得到了迅速发展。

儿科素有"哑科"之称，由于患儿不能自诉疾病，或言者不足信，所以望诊在儿科的临床诊断中显得尤为重要。儿科"圣手"钱乙在儿科诊断上善于望诊，望而诊之，即知病之愈后吉凶。另外，他还提出了在儿科诊断中，根据面部和目部的神色来诊察和区别五脏疾病的思想。在《小儿药证直诀》中有"面上证"和"目内证"分别讨论，这也是最早把五色望诊的思想应用到目部的记录。南宋另一部儿科著作《幼幼新书》中，刘昉更是将望诊重点阐述，如在讨论五脏受惊的面部表现时提道："脾脏受惊候，起发际；其色微青，即传于肝；若至眉心，其色渐赤，即传于心；若至鼻柱，其色必白，若分两耳，黑气连之，即生惊风。"在这一时期，一些医家在继承了《黄帝内经》望诊理论和面部色诊理论的同时，还多有发挥。如朱震亨在《丹溪心法·能合色脉可以万全》中指出："欲知其内者，当以观乎外；诊于外者，斯以知其内。盖有诸内者形诸外。"其脏腑疾病必然表现于外在体表的观点成为中医理论藏象学说的重要组成部分。

四、明清时期望诊著作颇丰

明清时期，望诊的研究受到医家的普遍关注，很多医学专著均设专门篇章来讨论望诊，望诊较以前有了更快的发展。

明代徐春甫的《古今医统大全》有"能合色脉可以万全论"和"望闻问切订"篇，认为"五色微诊，可以目察，能合脉色，可以万全"，主张"望而切之以相合"，"苟不以相参，而断其病邪之逆顺，不可得也"。张介宾的《景岳全书·阴阳篇》有"以脉而言，则浮大滑数之类皆阳也，沉微细涩之类皆阴也"，提出根据脉象辨阴阳虚实等。值得一提的是，林之翰在《四诊抉微》中十分强调望诊在临床诊断中的重要性，认为："四诊为岐黄之首务，而望尤为切紧。"体现了望诊在临床诊断中的重要性。另外，汪宏的《望诊遵经》全书分上下两篇，上篇有"诊法常以平旦""明堂周身部位""五色分应五脏""色以润泽为本"等阐述了望诊的要领、原则、方法以及人体生理、气色表象与病理状态的关系，系统总结了前人的望诊经验。下卷为"目分脏腑部位""望舌诊法提纲""诊鼻望法提纲""诊头望法提纲"等62论，系统论述了身体各部位的望诊内容及其对望诊的诊断意义，有较强的实用性。该书是对古人望诊经验的全面总结，提高了望诊的准确性，是一部很有特色的中医望诊专著。

五、现代望诊的全面兴起

民国时期，受"扬西抑中"思潮的影响，中医学中仅舌诊有所发展。其中以曹炳章的《彩图辨舌指南》与邵江彬的《三十六舌歌诀及图解》最为出名。

新中国成立之后，中医事业进入了快速发展的新阶段，很多中医望诊研究成果不断涌现。这一时期，陈泽霖与陈梅芳编著了第一部较有影响的中西医结合研究舌诊的专著——《舌诊研究》；顾亦棣等编著的《中医诊法图谱》是较早一部运用现代摄影技术来阐明望诊经验的图谱类专著；张树生等编著的《中华医学望诊大全》博采古今望诊精华，探讨百家望诊经验，从理论基础到各科实践，从整体望诊到分部望诊，进行了全面的总结和发掘。福建省中医研究所（现福建省中医药科学院）杨春波整理的《几种中医简易诊断法》中共收载19种病、46种民间常用的简易诊断方法，其中绝大部分属望诊内容。

第二节　望诊的优势及目的

中医望诊思想的基本特点是中医学"见微知著"的诊病思维模式。医者通过对患者神、色、形、态等方面的观察和检查，对患者的病情进行初步的了解及判断，而后进一步推理内在脏腑可能发生的病变，并结合闻、问、切，四诊合参，对患者的疾病给出有效的治疗方案。在疾病的诊治过程中，西医注重看病，中医着重看人。所谓看人，就是医者要从患者的神色、形态、体质、居住地、生活习惯及家族史等方面考虑患者的疾病，使天、地、人三者相参。因此，中医望诊更加具有独立性、针对性、科学性及早期性。

人体的五官分应五脏，局部对应脏腑、对应周身。人体的脏器疾患信息会有规律地映射在体表的相关部位，这种映射是分层次的，而且每个脏器疾患的信息都可以有序地映射在不同区域，人体各有关部位的敏感程度和表现形式也不尽相同。因此，只要掌握了人体脏器疾患信息的映射规律和表现特点，就可以通过对一些典型映射区域如面、耳、舌等的观察，判断出相应脏器的健康状况。正是在这种思想的指导下，古代医家在长期的临床实践中，形成了中医迥然有别于西医的独特疾病诊断体系。

我们在临证时注重观察患者的眼神，通过观察患者走入诊室的神色，了解他的性格特点和心理状态。如患者大步流星、目不斜视地走向医生，非常礼貌地向医生打招呼，这样的人通常有良好的教育背景，性格开朗，在工作中能力很强，肯担责任，任劳任怨，工作压力大，作息不规律，性情急躁，且易患心脑血管疾病，如高血压、心脏病、脑血管疾病；嘱其放松情绪，减轻压力，保证充足的睡眠为首选。另一类患者，就医时左顾右盼、心不在焉，眼神飘忽不定，此类患者性格内向，心思太重，以自我为中心，学习和工作中人际关系欠和谐，遇事爱钻牛角尖，欠缺豁达的心胸和容人的雅量，容易肝气郁滞、肝胃失和，临床易患胃肠疾病及失眠、神经衰弱等疾病，因此疏肝解郁法为其首选法则。另外，还可根据患者面部颜色和形态来判断，同时也应重视舌诊和手诊，判断患者五脏的盛衰，从而对其疾病状态作出准确的判断。

因此，中医望诊在临床中更能把握患者的疾病特点，使治疗更加个性化，另外对一些情志精神类疾病可以给出更佳的治疗方案。尤其对高血压病、冠心病及恶性肿瘤等终身性疾病或一些疑难杂症，可以帮助确定较好的调理方案，提高患者的生活质量，延长患者的生存时间。这些都是中医望诊在临床诊疗中的特点及优势所在。

一、早期预警

中医学历来重视疾病的预防，"治未病"是中医学的主要优势之一。"治未病"的概念最早出自《黄帝内经》，《素问·四气调神大论》中提出："是故圣人不治已病治未病，不治已乱治未乱，此之谓也。夫病已成而后药之，乱已成而后治之，譬犹渴而穿井，斗而铸锥，不亦晚乎？"生动地指出了"治未病"的重要意义。

除了人们熟知的"扁鹊见蔡桓公"的故事，皇甫谧在《针灸甲乙经》原序中还记载了东汉末年医圣张机（字仲景）为"建安七子"之一的王粲（字仲宣）诊病的故事：

> 仲景见侍中王仲宣时年二十余。谓曰："君有病，四十当眉落，眉落半年而死。"令含服五石汤可免。仲宣嫌其言忤，受汤勿服。居三日，见仲宣谓曰："服汤否？"仲宣曰："已服。"仲景曰："色候固非服汤之诊，君何轻命也！"仲宣犹不信。后二十年果眉落，后一百八十七日而死，终如其言。

通过这两则故事，我们能够看到望诊在疾病早期预测中的重要性。一些疾病在早期萌芽阶段，可能由于病变较轻，症状较少甚至没有症状，但身体却向病态转变。此时，身体的一些外在器官会发生一些细微的变化。

二、早期诊断

疾病进一步发展，可能会出现一些明显的症状。西医诊断未发现器质性改变，或者病理改变较轻、不需要采取治疗手段。而中医可根据身体的外在表现，推测疾病发病因素，采取相应的干预措施，以控制疾病，达到治未病的目的。在此过程中，有以下几种状态。

1. 健康态

"健康态"一般指日常生活中身体无不适感，精神愉悦轻松的状态。具体表现有吃得香、睡眠好、大便通畅、精神清爽四种身体状态。具备这些状态，说明身体处于健康状态。

良好的生活习惯如遵守作息、戒烟限酒，同时注意调整心态，使心态平衡，正确地对待自己，善待别人，是保持身体健康态的必要条件。

2. 欲病未病态

"欲病未病态"即现在常说的亚健康状态，是一种健康与疾病的临界状态。处于亚健康状态的人，虽然没有明确的疾病，但可出现精神活力和适应能力的下降。如果这种状态不能及时纠正，非常容易引起心身疾病。

此时，机体已经受邪但尚处于无症状或症状较少、较轻的阶段，如通过一定的防治手段阻断其发展，从而使这种欲病未病态向健康态转化，则属于

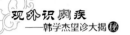

疾病早期治疗的范围。

3. 既病未传态

"既病未传态"即人体某一脏器出现了病变,根据疾病的传变规律及脏腑之间的生理、病理关系,病邪可能传入其他脏腑,但病邪仍局限在某一脏腑未发生传变的状态。

张仲景在《金匮要略·脏腑经络先后病脉证》中云:"见肝之病,知肝传脾,当先实脾。"这就是运用五行乘侮规律得出的"治未病"思想。提示此时疾病已经存在,要及早诊断,及早治疗,防其由浅入深发生脏腑之间的传变。这是"既病未传态"的治疗原则。

4. 既病传变态

"既病传变态"是疾病发生、发展的阶段。本阶段,疾病已经传变入里或传入其他脏腑,病情逐渐加重,并发症已经显现。此时多属于疾病的后期或晚期。应当积极治疗,防止疾病进一步传变,提高患者的生存质量。

三、早期防治

通过早期望诊,得到疾病的第一手资料,再根据其病因病机,给出合理的调理方案,达到早期防治的目的。早期防治又可分为未病先防、既病防变、瘥后防复。

1. 未病先防

未病先防就是在疾病早期,处于"健康态""欲病未病态",注意提前预防,避免疾病的发生。要做到未病先防,应该从以下几个方面入手:①调畅情志,避免七情损伤;②加强锻炼,增强体质;③生活规律,注意饮食;④调整阴阳,顺应四时。

2. 既病防变

既病防变是疾病已经发生,处于"既病未传态""已病传变态",此时要及时去医院就诊,对疾病尽早采取治疗措施,防止疾病进一步发展、传变,累及其他脏腑。同时,配合医生治疗,放松精神压力,调整饮食,保证休息,以求尽早康复。

3. 瘥后防复

瘥后防复是指疾病初愈,正气尚虚,邪气留连的状态,机体仍处于不稳定的状态，机体功能还没有完全恢复之时，此时要注意调摄，均衡饮食，加强锻炼，防止疾病复发。

总之，在临床诊病过程中，中医望诊应当注意以下两点：一是宜粗不宜细。过细则晦涩难懂，不宜掌握，更难以运用于临床。二是望诊应当配合闻诊、问诊、切诊共同使用，同时应借鉴西医的检查报告，诸诊合参，切不可拘泥于某一诊法，否则易引起谬误。

第二章　观外识内疾的内涵及奥秘

第一节　手与脏腑的关系

手部望诊作为中医望诊的一个分支，早在《黄帝内经》时期就已有记载。《灵枢·经脉》记载："胃中寒，手鱼之络多青矣；胃中有热，鱼际络赤；其暴黑者，留久痹也。其有赤有黑有青者，寒热气也。其青短者，少气也。"

手与脏腑的联系，主要是通过经络和经筋的循行联系起来的。清代医家陈修园的《医学实在易·卷一·脏腑易知·手心主说》中记载："心乃五脏六腑之大主，其包络为君主之外卫，相火代君主而行事也，所以亦有'主'名。何以系之以手，盖以手厥阴之脉，出属心包，手三阳之脉，散络心包，是手与心主合，故心包络称'手心主'，五脏加此一脏实六脏也。"人体的十二经脉，每一条阴经都配一条阳经，而这相配的经脉循行到手指、足趾又互相衔接起来，使它们所属的内脏也彼此联系、互相影响。内脏有了异变，立即经由相关经络在手上有所反映，由里及表。12 条经络中有 6 条经络运行到手指尖：从胸部沿着上肢的阴面走向手指的手三阴经，手太阴肺经、手厥阴心包经、手少阴心经；从手指沿着上肢的阳面走向头部的手三阳经，手阳明大肠经、手少阳三焦经、手太阳小肠经。手之三阴、三阳经脉，从脏走手，从手走脏，把手和体内各脏腑紧密地联系起来。人的双手上有 12 条正经，86 个经穴和 224 个奇穴，手部集中体现了与体内所有器官均有关系的穴位。（图 2-1 为部分循行于手部的经络与穴位）

因此，手诊作为中医望诊的一个分支，手上部位和脏腑有密切的对应关系。临床上将手掌的部位、色泽、形态变化合参，有助于测知脏腑气血的盛衰，阴阳邪正的消长，以及病势的顺逆，提醒人们未雨绸缪、有的放矢地采取预防措施，但切记不能过于机械拘泥。

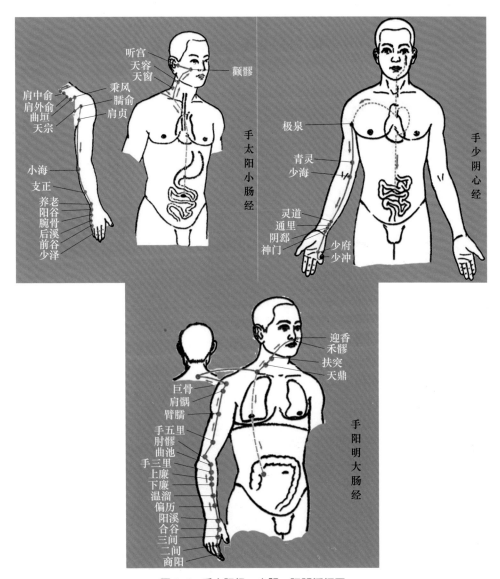

图 2-1　手太阳经、少阴、阳明循行图

第二节　面与脏腑的关系

面部是诸阳脉汇聚之处，五脏六腑的健康与否都会在面部有所体现。由于面部气血丰富，皮肤薄嫩，所以反映体内疾病最为灵敏。因此，脏腑气血的盛衰、邪气的强弱，都会在面部有所反映。一方面是脏腑的直接反映，另一方面，心为五脏六腑之大主，脏腑的病变会间接通过心而反映于面部。

同时，《灵枢·邪气脏腑病形》中提道："十二经脉，三百六十五络，其血气皆上于面而走空（孔）窍。"十二经脉中，手足三阳经及手少阴心经、足厥阴肝经均循于面部，其余的阴经通过表里两经的经别相合而上注头面，奇经八脉中如任脉、督脉、冲脉等也循头面，使面部与全身的脏腑、肢节联系为一个有机的整体（图2-2），由此可见，不仅心之华在面，其他脏腑之精气，也通过经络上荣于头面。因此，面部是人身各部气血的汇聚之所，是全身脏腑、肢节、经络反映的中心。早在《黄帝内经》时期便有面部五部配五脏的记载，在《素问·刺热》记载："肝热病者，左颊先赤；心热病者，颜先赤；脾热病者，鼻先赤；肺热病者，右颊先赤；肾热病者，颐先赤。"

《素问·脉要精微论》又说"夫精明五色者，气之华也"，而"气由脏发，色随气华"（《四诊抉微·五色见于面审生死诀》），可见色泽是脏腑气血之外荣。《望诊遵经·色以润泽为本》中记载："夫光明润泽者，气也，青赤黄白黑者，

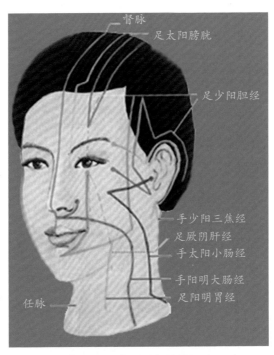

图2-2　面部脏腑经络循行图

色也。有气不患无色，有色不可无气也。合言之，而气色之见不可离，分论之，而气色之辨不可混。"气属阳，色属阴，故气色不可离，但气尤为重要。"气至色不至则生，色至气不至则死"，因为"色随气华""内含则气藏，外露则气泄"（《四诊抉微·五色见于面审生死诀》），气藏则生，气泄则死。再就神与色的关系而论，则"色者，神之旗也。神旺则色旺，神衰则色衰，神藏则色藏，神露则色露……血以养气，气以养神，病则交病"（《医门法律·望色论》），"得神者昌，失神者亡"（《素问·移精变气论》）。总之，望面也是察其精、气、神，失去神、气，不论何色，皆属危重。

由上述可知，望面部不仅可以了解正气的盛衰及邪气的深浅，而且可以判断病邪的性质及其所在的脏腑经络，推测病情的进退顺逆，确定其预后。所以，《素问·移精变气论》中提道："治之要极，无失色脉。"这里的色，主要指的就是"面色"。

第三节　目与脏腑的关系

《灵枢·大惑论》中记载："五脏六腑之精气，皆上注于目而为之精。"可以说目为肝之官，心之使，阴阳之所会，宗脉之所聚，营卫魂魄之所常营，神气之所生，气之清明者也。总之，目与五脏六腑、经络筋骨、精神气血，都有密切的联系，观察五脏六腑的变化，对某些病证的诊断，有"见微知著"的意义。早在《黄帝内经》中就十分重视察目，《灵枢·邪客》曰："因视目之五色，以知五脏而决死生。"

《灵枢·大惑论》认为："精之窠为眼，骨之精为瞳子，筋之精为黑眼，血之精为络，其窠气之精为白眼，肌肉之精为约束，裹撷筋骨血气之精而与脉并为系，上属于脑，后出于项中。"筋骨、肌肉、气血，又分属于五脏，后世医家据此发展为五轮学说，《秘传眼科龙木论》分为肉轮、血轮、气轮、风轮、水轮，并以此观察相应脏腑的病变。据《黄帝内经》所述，因肝属风主筋，所以黑睛被称为"风轮"，属肝与胆；心主血脉，故内外眦的血络被称为"血轮"，属心与小肠；因脾主肌肉，所以眼睑被称为"肉轮"，属脾与胃；肺主气，其色白，故白睛被称为"气轮"，属肺与大肠；因肾属水，主骨生髓，所以瞳孔被称为"水轮"，属肾与膀胱。《银海精微·五轮八廓总论》中记载："大抵目为五脏之精华，一身之要系，故五脏分五轮，八卦名八廓。五轮：肝属木曰风轮，在眼为乌睛；心属火曰血轮，在眼为二眦；脾属土曰肉轮，在眼为上下胞睑；肺属金曰气轮，在眼为白仁；肾属水曰水轮，在眼为瞳人。"

据《黄帝内经》记载，直接与眼目有联系的经脉有足太阳、阳明、少阳，手太阳、少阳，手少阴，足厥阴，任脉、督脉等。经筋则有足太阳、阳明、少阳，手太阳、少阳，且太阳为上睑，阳明为下睑，少阳结于目眦为外维。因此，诊目也可以知道一些脏腑内在病变。

第四节　鼻与脏腑的关系

《素问·金匮真言论》中说："西方白色，入通于肺，开窍于鼻，藏精于肺。"《灵枢·脉度》又指出："肺气通于鼻，肺和则鼻能知臭香矣。"可见，鼻与脏腑中的肺相对应。

鼻为肺窍，外象属土，故亦为脾所主。五气入鼻，藏于心肺，心肺有病而鼻为之不利。以经络言，则手足阳明之经，手太阳之脉，足太阳之筋，足阳明之筋，皆与鼻有直接联系。又宗气走于鼻而为嗅，宗气虽藏于胸中，但与五脏皆相关。鼻既为气之门户，呼吸之间，贯乎经络，五脏六腑，无不毕达，四肢百骸，无不周遍，所以观鼻亦可诊整体的病变。《灵枢·五色》中提到五色决于明堂，"明堂者鼻也"。《金匮要略·脏腑经络先后病脉证》也总结了明堂五色诊的经验，其原理和原则，与面部五色诊一致。所以《望诊遵经·诊鼻望法提纲》曰："分其部位，则脏腑六部之提纲是已；辨其气色，则阴阳十法之提纲是已。其相乘之理，合之部位可推也；其相应之理，合之气色可推也。"

中医学认为，鼻是体表的一个器官，与肺、脾、胆、肾、心等脏腑都有密切的生理和病理关系。所以，望面诊病时，观察鼻部周围颜色变化是其中的重要环节。

肺主鼻，鼻为肺之窍、肺之官；肺气上接气道通于鼻，构成肺系，肺气充满则能与鼻共司呼吸，助发音，知香臭。肺系是否有病可以从鼻上观察，鼻部的变化也可以判断肺系是否健康。

脾分布于鼻准头上缘正中线上。鼻为血脉聚集之处，而脾脏具有统血、生血的功能，其功能的正常运行需靠脾气升清的功能协助；脾经有病，则头面诸窍，包括鼻在内的"九窍"均失去正常生理功能，脾失健运则九窍不利。

肾分布在两外耳道口连线与鼻中线的交叉点处。鼻司呼吸，依靠肾气协助，其中肺主呼出，而肾主纳入。肾不纳气则引发哮喘；肾气不足或肾阳虚弱，则鼻易为风寒所袭，可表现为多嚏。

心分布于两目内眦连线之中点。鼻主嗅觉，需要心经的协助，也可以说心主嗅。心主脉，鼻为血脉聚集之处，心病可以影响和导致鼻病。

肝分布于鼻梁最高点之下方，两颧连线与鼻正中线交叉点，心穴与脾穴连线之中点。如果肝出现问题，会在这个位置有所反映。

胆分布于内眦之下，肝穴外侧。胆经之气上通于脑，下通于鼻窍，胆热移脑则可影响鼻，发生鼻渊。

因此，鼻与脏腑之间也有密切的关系。

第五节　人中与脏腑的关系

人中是面部连接鼻与口唇的重要部位，是经络交错、经气贯注的要地。如手阳明大肠经"交人中"，足阳明胃经也行人中部位，"还出夹口，环唇"，足厥阴肝经"环唇内"，冲任二脉循行也与人中相近，而督脉经气则直贯人中。因此，人中为人体经气汇聚之地，脏腑经络的疾病可以反映于人中。督脉为阳经之海，其气与肾通，故人中尤可反映阳气的存亡和肾气的盛衰。概括而言，人中是反映肾、命门阳气的重要部位。

人中可反映男女泌尿系统以及生殖系统的情况。从全息角度来看，人中与子宫在形态学方面有一定的联系。因子宫形态异常与中肾旁管发育异常有关，而中肾旁管形成的时期，恰好是上唇（人中）形成的时期（胚胎生长的第6~7周），如果此时胚胎受到某种因素的影响，则中肾旁管的形成和上唇的形成，均可能遭受同一因素的影响而产生形态上的同步变异。因此，人中的改变可以反映男女泌尿系统及生殖系统的状况。

其实，人中的作用不止于此。我们最熟悉的是紧急情况下，如人昏迷不醒，可掐人中使其复苏，它是急救的常用穴位。人中部位是经络交错、经气灌注的要地，与经脉的关系非常密切，如手阳明大肠经、足阳明胃经、足厥阴肝经、手太阳小肠经等经脉直接循行于人中。经脉的络属关系使人中与经脉及其相应的脏腑联系起来，所以人体脏腑功能和气血津液的变化，可通过人中形态、色泽的改变反映出来。

《灵枢·经脉》中说："足太阴气绝则脉不荣肌肉。唇舌者，肌肉之本也，脉不荣则肌肉软，肌肉软则舌萎人中满，人中满则唇反，唇反者，肉先死。甲笃乙死，木胜土也。"《脉经》中说："病患鼻下平者，胃病也；微赤者，病发痈；微黑者，有热；青者，有寒；白者不治。"《形色外诊简摩诊人中》中记载："凡急痛暴厥，人中青者，为血实，宜决之。"又说："凡中风，鼻下赤黑相兼，吐沫而身直者，七日死。"

此外，我们还可以通过观察人中的色泽和形态来判断身体的病变。

第六节　口唇与脏腑的关系

中医认为，脾开窍于口。如《素问·五脏生成》中说："脾之合肉也，其荣唇也。"脾之华在唇，且足阳明胃经环绕口唇，所以脾胃的病变可以反映在唇部。

口唇为齿之垣，肌肉之本，脾之官。脾主口，开窍于口，其华在唇。《灵枢·阴阳清浊》中记载："胃之清气，上出于口。"《素问·六节藏象论》中提道："脾、胃、大肠、小肠、三焦、膀胱者，仓廪之本，营之居也，名曰器……其华在唇四白。"口以开阖为用，为心之外候。口唇又为声音之扇，称为飞门。以其开合运动，声音从口出，饮食从口入，四通五达，为脏腑之要冲。以经络言，则足阳明胃之脉夹口环唇，足阳明之筋上夹口，手阳明大肠之脉夹口交人中，足厥阴肝之脉，环唇内，冲脉络唇口，任脉至承浆，督脉上颐环唇。故望口唇不仅可诊脾胃之盛衰，推而广之，亦可诊全身脏腑经络之常变。所以，唇之形色变化、肌肉荣枯、皮之薄厚等都可测知其有关脏腑的功能状态。

口唇诊法也不外观察色泽、润燥、形态。其五色五诊，与面色相同，而且口唇之皮薄，色显易见，望诊更为方便。

第七节　舌与脏腑的关系

望舌是通过观察舌象进行疾病诊断的一种望诊方法。舌象由舌质和舌苔两部分的色泽形态构成。临床上舌象的变化错综复杂，但若能得其要领，执简驭繁，也是不难掌握的。因为无论舌象如何变化多端，总不外乎舌色、舌形、舌态以及苔色、苔质等几方面情况的组合，只要掌握了这些基本情况及临床意义，就可一通百通，灵活运用。由于舌诊是在中医理论指导下产生的一种独特的诊断方法，中国中医科学院沈绍功教授在临床诊病中将舌诊作为"金指标"。他认为舌诊最为客观，根据舌质分清寒热，根据舌苔分清虚实，临证时易于掌握和分辨。

舌体为苗窍之一，故与脏器有特殊关系。如舌为心之苗窍，又为脾之外候，而且《形色外诊简摩·舌质舌苔辨》认为："夫舌为心窍，其伸缩展转，则筋之所为，肝之用也。其尖上红粒细于粟者，心气挟命门真火而鼓起者也。其正面白色软刺如毫毛者，肺气挟命门真火而生出者也。"另外，舌居于口腔之中，与食管相连，故与胃也有直接连属关系。

从中医角度讲，舌象能够客观地反映出五脏六腑的病变。首先，五脏六腑都直接或间接地通过经络、经筋和舌头相连，脏腑的精气上荣于舌，脏腑的病变也必然影响精气的变化而反映于舌上。《黄帝内经》曾有相应记载，《灵枢·脉度》中提道："心气通于舌，心和则舌能知五味矣。"《灵枢·经脉》中说："手少阴之别……循经入于心中，系舌本。""肝者，筋之合也，筋者，聚于阴器，而脉络于舌本也。""脾足太阴之脉……连舌本，散舌下。""肾足少阴之脉……其直者，从肾上贯肝膈，入肺中，循喉咙，夹舌本。"《望诊遵经·望舌诊法提纲》曰："舌本在下，舌尖在上，舌中为内，舌边为外，左病者应在左，右病者应在右。"元代危亦林的《世医得效方》认为："心之别脉系于舌根，脾之络脉系于舌旁，肝脉络于舌本。"

因此，望舌是望诊中很重要的一项，舌体通过经络与许多内在脏器相联系，通过望舌可知脏腑的病变。

第三章 手 诊

一、手诊的理论依据

中医理论认为，人体是一个有机的整体，局部与整体是辩证统一的，两者紧密联系，不可分割，所以当人体局部发生疾患时，人体的其他部位都会有反应。《丹溪心法》记载："盖有诸内者形诸外。"《灵枢·本脏》曰："视其外应，以知其内脏，则知所病矣。"

手部望诊是在中医理论指导下，通过观察患者手部的色泽、形态变化，诊察病情的一种诊断方法，是中医望诊的重要内容之一。它和"手相"源同流异，有着本质的区别。需要强调的是，手部望诊只是中医望诊的一个小分支，临床诊断时必须四诊合参，综合考虑患者的整体状况，才能提高诊断的准确性。

手与脏腑的联系，主要通过经络和经筋的循行联系起来。人的双手有十二正经的86个经穴和224个奇穴，集中了与人体所有器官均有关系的穴位。例如手太阴肺经起于中焦，向下联络大肠，回绕过来沿着胃的上口，通过横膈，到达肺脏，最终一支沿着鱼际的边沿，出拇指内侧端（少商穴），一支走向食指内侧端（商阳穴），与手阳明大肠经相连。足少阴肾经的支脉从肺出，络心，注入胸中，与手厥阴心包经交接，联系了肾、膀胱、肝、肺、心、喉、舌。手厥阴心包经起于胸中，止于手指，出属心包，向下通过膈肌，从胸至腹依次联络上、中、下三焦。

因此，通过手部的色泽形态变化，可以测知脏腑气血的盛衰，阴阳邪正的消长，以及病势的顺逆和邪气之所在。身体内部有无异常都可由经、穴传递到手的各部位。疾病的信号更会通过神经、血管和经络反映到指掌的不同部位，而指掌某个部位的色泽形态改变，尤其是特异性和规律性的改变，是望手诊病的依据。

二、手诊的历史沿革

手部望诊作为中医望诊的一个分支，早在《黄帝内经》时期就有记载。《灵枢·经脉》记载："胃中寒，手鱼之络多青矣；胃中有热，鱼际络赤；其暴黑者，留久痹也。其有赤有黑有青者，寒热气也。其青短者，少气也。"

清代《小儿推拿广意》中更是详细记述了通过手掌诊断、治疗疾病的方法。《小儿推拿广意·辨色歌》指出："紫色红伤寒，青惊白色疳，黑纹因中恶，黄色困脾端。"《小儿推拿广意·阳掌十八穴疗病诀》指出："内劳宫属火，揉之发汗。小天心，揉之清肾水……指上三关，推之通血气发汗。"

现代中医学者在中医理论的指导下，结合西医理论和生物全息理论，将主要脏腑与手掌上的部位一一对应，在定性的基础上强化了定位，可以同时得出中、西医两个诊断结果，使手诊得到飞速发展，其正确性、实用性和普及性大大提高，如刘剑峰创立的"气色形态"手诊法，基本要素为"位"和"相"，"位"是脏腑器官在手上的反应部位，"相"是该反应部位上气色、形态的变化。

第一节 观 部 位

前文中提到手与脏腑通过经络和经筋相联系，分别通过十二正经的 86 个经穴和 224 个奇穴，联系了心、肺、脾、肝、肾、膀胱、喉、舌等器官。因此，手掌部位能够对应体内脏腑，预测体内脏腑存在的病变。

一、当代常用的手诊分区法

针对手诊中脏腑与手部区域对应的问题，众位医家有不同见解。

刘剑锋总结人体器官的分布规律：以大拇指侧即手的桡侧，代表身体的左侧；小指侧即尺侧，代表身体右侧。手中指代表头及身体的上部，手掌根部代表身体的下部及脏器的下部。整个分布规律，基本上是以上应上，手掌上部对应身体上部器官。以下应下，手掌下部，对应和反映人体下部的情况。

蔡洪光在其《观手知健康——经络全息手诊》中提出三种定位方法：手

掌体质定位、手掌三焦定位、手掌九宫定位。

手掌体质定位即根据人体的酸碱度，在手掌上加以区分和认识，以观察人的先天素质和后天保养的状况。一般碱性身体的人多数表现为阳气过盛，功能亢进，易患高血压、动脉血管硬化、脑出血和糖尿病；酸性体质的人，多属功能下降，阴气过盛，患低血压、气喘、胃下垂或癌症。而分区主要根据手掌中的掌纹线。

手掌三焦定位也是根据手掌的几条主要掌纹线分区。上焦区一般位于感情线（位于掌心上部，从小指下方横穿至食指下方的线）与智慧线（或称头脑线，从手掌一侧横穿至另一侧）连线到手指根部的区域，表示人体胸部以上的部分，主要反映心肺和头面五官的疾病；中焦区一般是从上焦区的下界到一个由拇指根部（拇指和食指之间的底部）向小鱼际作垂直线之间的区域，相当于人体胸以下和肚脐之间，主要反映肝胆、脾胃、大肠和消化系统疾病；下焦区一般是指从中焦区的下界到手腕的横纹（腕纹）之间的区域，主要反映肚脐以下内脏的疾病，如泌尿生殖系统、内分泌系统、腰腿关节。如果上中下颜色不一样，就反映身体上中下的平衡问题。上焦区比较红就代表热，中焦区比较暗就代表瘀，下焦区比较白就代表寒。上面喉咙痛，下面手脚冻。

手掌九宫定位就是将手掌按照九宫格布局分为乾、坎、艮、震、巽、离、坤、兑、中宫九个区域。这九个区域分别代表人体的内分泌区、泌尿生殖区、腰腿区、肝胆区、素质区、头面区、胸肺区、肚腹区、消化区。根据不同部位的表现，观察相应区域可能患有的疾病。

二、首次提出手诊三焦纵向定位法

在临床诊病中，手诊中脏腑定位不宜分得过细，过细不易观察使用，不仅医学专业人员很难掌握，百姓也不易学习，对临床指导意义不大。因此，笔者将手诊区域简单地分为上、中、下三焦。这与之前蔡洪光提出的手诊三焦分区法又有明显的不同。

在中医理论指导和临床实践的基础上，本人首次将手按照纵向划分，分为上、中、下三焦（图3-1）。将食指与中指指缝向腕横纹做垂直线，靠近拇指方向的区域为上焦，对应心肺；无名指与小指指缝向腕横纹做垂直线，靠近小指方向的区域为下焦，对应肾、膀胱、大肠、小肠及生殖系统；两线中

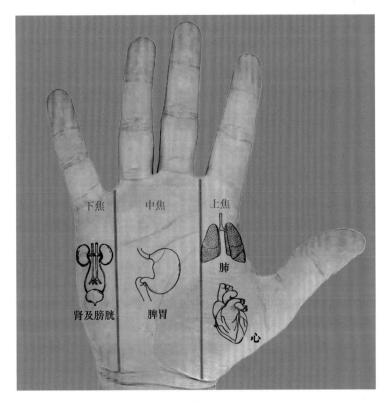

图 3-1　手部望诊三焦分区图

间的区域为中焦，对应脾、胃、肝、胆等消化器官。

　　临证时，根据手掌不同部位颜色及形态的变化，判断相应脏腑器官的寒热虚实，简单明了，并且临床中观察到的手掌变化与患者的检查化验结果高度吻合。因此，充分掌握手诊方法，并与其他诊断方法相结合，能够较好、较快地提高临床诊断水平。

第二节　察　颜　色

　　察颜色，是观察患者手掌的颜色和光泽。据阴阳五行和藏象学说的理论，五脏应五色：青—肝；赤—心；黄—脾；白—肺；黑—肾《素问·脉要精微论》指出："夫精明五色者，气之华也。"《四诊抉微·五色见于面审生死诀》则说：

"夫气由脏发，色随气华。"《素问·三部九候论》认为："五脏已败，其色必夭。"可见色泽是脏腑气血之外荣。《望诊遵经·相气十法提纲》中记载："欲识五色之精微，当知十法之纲领。"因此，临床望手部颜色非常重要。

一、常色

正常健康人手掌呈淡红色或粉红色，色泽光润，掌肉富有弹性，若与此有差距，就预示着五脏可能出现了问题。

二、观手掌颜色

1. 红色

病位在心。多提示热证、急性疾病。临床多见心脑血管疾病及血脂出现异常，或者患者体内出现热证，如发热、体内积热等症。

若见大、小鱼际红，多因痰热内盛，可见于高血压病患者；若见大、小鱼际红且伴指腹部发红，多因痰瘀互结，热毒内蕴，可见于中风病患者；若见大小鱼际有红点，连接成片状，多因热毒内蕴并逐渐发展，可见于高脂血症及脂肪肝患者；若见大鱼际红、拇指根部中间小血管隐现，多因痰热内盛，瘀血阻于心脉，可见于冠心病心绞痛患者；若见大鱼际红、瘪、皱褶，多因心气亏虚，可见于心肌梗死或心脏搭桥术后的患者；若见手部汗出，多因气阴两虚。若见小鱼际发红，多因肝胆热盛、胃肠积热或阴虚火旺，可见于胆囊炎、胆结石、便秘等胃肠疾病以及糖尿病的患者。另外，掌色红多为肝阳亢盛之体，手掌过红预示其性格暴躁，主要因痰热上扰清窍，有中风及心梗的危险。

若见手掌大、小鱼际色淡，多因心肺气虚、阳虚，可见于心肺功能不足的患者，或疾病属于初期阶段，或久病即将痊愈，或疾病恢复期；若见大小鱼际颜色深红，"深浓为太过"，多因体内热盛，如平时我们常见到的"肝掌"，其大、小鱼际都很红，同时伴有许多深红色的斑点，主要因为肝火旺盛。若见常年大便干燥，则小鱼际也会出现类似的颜色，多因胃肠热盛，还可能伴有腹腔内充血性炎症，西医认为体内雌性激素增多也是引起朱砂掌的原因之一。另外，个别妊娠妇女、体内维生素缺乏、肺结核、风湿性心脏病、类风湿关节炎、糖尿病、真性红细胞增多、砷中毒等也可出现朱砂掌。

2. 黄色

病位在脾胃、肝胆。若见手掌呈现明显的黄色，提示肝胆有疾患，特别是患有黄疸的患者更为明显。但也有少数由遗传原因造成：一般父母血型为AB 型与 O 型相结合的患者，其皮肤易呈现较黄的颜色，从体质上讲也易患肝胆及血液方面的疾患。

若见手掌中焦位置偏黄，多因脾胃虚弱；中焦色黄且伴有手心发冷，多因脾胃虚寒；中焦色黄伴有青色，多因寒邪凝滞中焦，多有怕冷、腹泻、腹痛之症，女性除见胃肠功能较弱外，还伴有痛经；中焦发黄的同时小鱼际出现红点，多因脾胃虚弱，气血瘀滞，可见于胆囊炎、胆结石的患者；若见全掌发黄，多因肝胆湿热壅滞，预示全消化系统如胃及十二指肠的炎症或溃疡，或者胆囊的梗阻（急性胰腺炎、胰腺癌、胆囊癌）等肝胆疾患，这类患者一般伴有胆红素升高。

3. 青色

病位在肝，多提示肝气郁结。如出现循环系统及呼吸系统功能疾患，常见身体疼痛、呼吸困难、缺氧、中毒、瘀血等症。

若见大鱼际部位发青，多因瘀血内阻，经脉不通，可见于冠心病心绞痛、传导阻滞、心肌炎后遗症、心脏搭桥支架术后、瓣膜置换及安装起搏器术后的患者；若伴有小血管隐现，多因寒邪凝滞、经脉不通，可见于痛经、风湿性关节炎、痛风、腰腿关节痛的患者；"鱼青则胃中寒"，若见大便溏稀，鱼际会有暗青色浮起；若见大鱼际根部青筋突起，多因寒邪客于经脉，可见于急性肠炎或严重腹泻或腰椎间盘突出的患者；若见中焦色青，多因气血瘀滞，可见于消化系统溃疡、出血的患者；若见下焦色青，多因肾阳虚衰，寒凝经脉，可见于泌尿系统或良性或恶性肿瘤患者，患者易出现如尿频、尿急、尿不尽的症状，女性易出现生殖系统疾病，如子宫肌瘤、卵巢囊肿等；若见小鱼际色青，多因寒凝肠胃，多见于腹泻、腹痛或泌尿系统疾病，如肾积水、肾囊肿等；若见指腹部发青，多因中下焦血脉循行不畅，可见腹胀、腹凉、腰以下冷痛、静脉曲张等病症；若掌指第一关节肥厚，多伴有全身血脉循环不畅；若见中指第一关节肥厚伴色青，多见于痰瘀互结，经脉瘀阻，可见于高血压病、颈动脉内膜增厚或斑块以及脑动脉硬化的患者。

青紫色常见于手掌的皮下血管处。若见手部皮下有青色血管出现，多预示体内瘀血过重,说明患者体内的血液黏稠、毛细血管变细、血中含氧量降低、血脂异常、血中酸性较高等,影响了血液循环,末梢血流不畅,造成了患者四肢发凉、头晕等症。

这些患者要少吃一些酸、甜、油腻的食物。因为这几类食物进入体内,易造成体内(特别是血液中)酸性成分升高,使血液黏稠、流通不畅,甚者还会造成血栓。所以手部的皮肤出现有明显的青色、青灰色、青暗色、青紫色、紫红色的血管,说明患者身体相应部分有瘀血征象,瘀滞的程度视其颜色的不同而区分。颜色为红色说明血液瘀滞较轻,颜色越青、越暗、越深,说明血液瘀滞越严重。

4. 黑色

病位在肾,多为青色的进一步发展。如恶性肿瘤放化疗术后、疾病发展的末期,患者出现肝、肾功能慢性疾患,肝、肾衰竭,甚至五脏衰竭。

若见整个手掌(特别是拇指以外的其他手指)皮肤表面有一层黑色或黑灰色,多因患者正处于病变的急性期,每天体内产生的代谢废物排不出体外,积聚在体内,患者容易出现疲劳或精神不佳,提示人体的新陈代谢功能低下;若见全手掌呈现黑色,多见于恶性肿瘤放化疗术后、疾病发展末期的患者,此时患者易出现肝、肾衰竭甚至五脏衰竭。

5. 白色

病位在肺。若见手掌颜色苍白或萎黄而失去荣华色泽,大多是贫血的表现;若见手掌呈青白色,提示可能有瘀血。手掌白色多因气虚,可见疼痛(一般性疼痛)、炎症(炎症性疼痛)等。白色还表示内寒证,手掌白而无血色,多因气血不足、营养不良,或血液疾病(白细胞、红细胞、血小板计数偏低或者血液系统的恶性肿瘤,再生障碍性贫血),术后体虚、产后体虚。

三、观指甲颜色

望指甲就是通过观察指甲形态色泽进行诊断的一种望诊方法。《望诊遵经·爪甲望法提纲》据《黄帝内经》理论指出,爪为筋之余,胆之外候,胆应爪。肝亦应爪,爪为肝之华,内应筋。指甲是筋之余,为肝胆的外候,肝藏血而主疏泄,因此,望指甲可测知气血的旺衰及其循行的情况。正常人的指甲应红润含蓄,坚韧而呈弧形,带有光泽,说明气血充足,运行流畅。

1. 望爪甲一般方法

应在自然光条件下，手指自然伸直，俯掌使指甲向上，医生眼睛距指甲一尺左右进行全面观察，包括甲体、甲床、月痕、皱襞等。

甲体　也称甲板，注意其透明与否，大小弯曲、扁平凹凸、厚薄嵴棱等形状变化，还有质地清浊、坚软、韧脆、致密、粗糙等，以及色泽的深浅、荣枯，是否有药物染色等。

甲床　即甲下软肉和孙络，注意其色泽，有无斑纹、瘀点等，还应观察孙络血流动态。

月痕　甲根处，靠近皱襞，有一新月形白色横贯甲根，名月痕。注意其有无、色泽等。

甲皱　即甲根与手指皮肤交界处之皱襞，本属皮肤，但与甲之生长密切相关，故也作为望爪甲的内容之一。注意形、色及动态变化，与爪甲结合是否规整等。

2. 正常爪甲形色

正常指甲纵横皆呈弧形微曲，如椭圆球面，但弧度很小，厚薄适中而坚韧，光滑润泽，淡红含蓄，明朗涵神，月痕清晰，皱襞红润柔韧整齐。甲上无嵴棱沟裂，甲下无斑纹瘀点。轻压指甲，松后红润如故。这些说明气血充足，经络通畅，脏腑调和，为无病之象，所以也称此为"本色甲"。

3. 色泽主病

《形色外诊简摩·诊爪甲法》认为，爪下之血色，亦与面色同法，若按之不散，或散而久不复聚者，为血死之征。一般认为血色恢复慢者为气滞或血瘀，不复红者，多是血亏，不散是瘀血。

（1）白色

指甲痿软㿠白，压之白而无华，多因元气亏损，肝血不荣。《望诊遵经·爪甲望法提纲》曰："爪甲白者寒证。"爪甲色苍白者为虚寒，多因脾肾阳衰。若见爪甲色淡白，多为血虚，或气血两虚。《脉经》认为爪甲白者不治。

（2）黑色

指甲色黑，属于五脏中毒之症，或者放化疗的患者。《脉经·扁鹊华佗察声色要诀》认为，患者"手足爪甲下肉黑者，八日死"。《望诊遵经·爪甲望法提纲》认为："爪甲黑者，或因血瘀而痛，或因血凝而死，要之润则吉，枯则凶，爪色虽殊，其变皆决于此矣。"若见小儿爪甲青黑，忽作雅声，多为肝绝。若久病见黑色甲，属肾气绝。也有因外伤挤压而见爪甲黑色，必是瘀血，并非死证。若见爪甲黑而肢厥，干呕面青，提示病情凶险。

（3）青色

若见爪甲色青，多为寒证。《形色外诊简摩·诊爪甲法》中记载："爪甲青者，厥也。"《望诊遵经》认为爪甲青者多凶。《脉经·诊五脏六腑气绝证候》中提道："病人筋绝，九日死，何以知之？手足爪甲青，呼骂不休（一曰八日死）。"《四诊抉微·诊爪甲》引脉经说："病人爪甲青者死。"青色近于蓝色，实证见蓝色甲，多因瘀血，或为心血瘀阻，或因肝经受刑；虚证见蓝色或青紫，多属恶候。甲色青紫，多因邪热重笃，气血郁滞。

（4）赤色

若见爪甲红色，多提示气分有热；若见色鲜红，多因血分有热；若见色绛或红紫，多因风热毒盛，邪犯心经，或为痹证、历节风等。若见绛紫或紫绀，多因气滞血瘀，心阴亏损，或为死血瘀滞，见于久痹。

（5）黄色

若见爪甲色黄，多为黄疸，一般为肝胆疾患，多因湿热熏蒸所致。鲜明之黄属热，若黄而暗滞，多为恶候。

第三节 望 形 态

手部形态是体内气血盈亏的外在表现，所以观察手掌形态，对一些疾病的早期诊断有非常重要的意义。

一、望全手形态

1. 手颤

双手颤抖，不能握物写字，或与头摇并见，多属风证。常见于甲状腺功能亢进、帕金森病、脑血管疾病和神经病变。

2. 手指挛急

手指挛急，不能伸直，腕部活动如常，俗称"鸡爪风"，多因血虚不能养筋，复受风寒收引所致。

3. 手撒

两手撒开，连及手臂不能动弹，意识不清，为中风脱证之一。

4. 握拳

两手握拳，手指不能伸展，意识不清，为中风闭证之一。若无意识昏迷，则为中风病后遗症。

5. 抽搐

双手连及四肢拘急抽搐，称为"瘛疭"。常见于热病伤阴，多因妇女产后，小儿发热，耗伤阴血所致。另外，小儿吐泻日久不愈也可见抽搐。

6. 手掌扁平

若见手掌扁平，多因五脏尤其脾胃气不足，宗气不足（心肺气虚），见于亚健康状态、疲劳综合征。

二、望鱼际形态

鱼际是指手大指本节后肌肉丰满处。鱼际属手太阴肺经之部，络脉中的气血以脾胃为化源，胃气上至于手太阴，故诊鱼际的络脉可候胃气。

1. 大鱼际扁平

大鱼际扁平多因心肺气虚，患者可出现记忆力减退，心慌、气短、胸闷的临床表现；年轻人多见于心肌炎后遗症、心律失常、熬夜。中老年人多见于心肌缺血、心绞痛、心律失常、传导阻滞、心肌梗死。

2. 大鱼际凹陷

大鱼际凹陷多因心阳受损，可见于心脏受到损害的患者，如心脏搭桥术后，心脏支架、瓣膜置换术后及起搏器安装术后，患者多见严重的冠心病心绞痛、心肌梗死、严重的心律失常、心衰等。

3. 大鱼际隆起

大鱼际隆起多因痰瘀化热，可见于高血压、高脂血症、脂肪肝、脑出血后遗症的患者。

4. 大鱼际皱褶

大鱼际皱褶多因心气亏虚，可见于心肌供血不足、冠心病心绞痛、心肌梗死患者。

5. 小鱼际隆起

小鱼际隆起多因下焦湿热，可见于高脂血症、脂肪肝、高血压患者。

6. 小鱼际凹陷

小鱼际凹陷多因肾气亏虚，可见于慢性肾炎、前列腺炎、宫颈炎、盆腔炎及恶性肿瘤术后患者。

三、望指甲形态

指甲形态除一般形状、动态外，还包括润枯坚软以及甲体、甲床上的条纹斑点等。

1. 爪枯

《素问·痿论》曰："肝热者色苍而爪枯。"《望诊遵经·爪甲望法提纲》认为："痹病骨痛爪枯者，足少阳血气皆少。"《素问·五脏生成论》认为：多食辛则筋急而爪枯。爪枯属凶候，有一种病叫"鱼鳞甲"，甲枯如鱼之鳞，多因肾气衰竭，或脾失健运，气化不行，水液滞留，阴精不布。《灵枢·经脉》认为手太阴气绝则爪枯。

2. 爪萎

有"萎缩甲"，状如初生虫翅，多因心阴虚损，血行障碍，或为疠风大毒。

3. 脱落

指（趾）甲自行脱落，多提示患者患痛疽、蛇疗、脱疽、疠风。《诸病源候论·代指候》中记载："其指先肿，焮焮热痛，其色不黯，然后方缘爪甲边结脓，极者爪甲脱也，亦名代甲，亦名糟指……由筋骨热盛，气涩不通，故肿结生脓，而爪甲脱。"《四诊抉微·诊爪甲》认为爪甲脱落为筋绝。若伤病致脱，不复生者，多因命门火衰。

4. 软薄

生理的软或薄，不失其坚韧之性；病态的软薄，已失去其保护功能。后者多因气弱血亏，血行障碍，以致阴精不布，爪甲失养；或因患疠风、久痹所致。

5. 粗厚

指（趾）甲远端或侧缘日渐增厚，甲体表面失去光泽，呈灰白色，表面高低不平，质粗增厚，变脆枯槁，呈粉状蛀蚀或缺损，甲板下生污黄色斑，多伴有足部湿气。《外科证治全书·卷三》称"鹅爪风"，即"油灰指甲"，见于"甲癣"患者，多因气虚血燥而受风，以致爪甲失于荣养而枯厚。

6. 剥离

甲板与甲床逐渐分离，如剥笋状，故称"竹笋甲"。初起指甲游离缘处发白变空，向甲根部逐渐蔓延，呈灰白色，无光泽，变软薄，多发于手指，单发或多发。多因失血过多、营血亏损，或素体肝血不足、肝经血燥，气血不济，阴阳失调。

7. 脆裂

甲板不坚，失去韧性，易于断裂，且呈层状分离。多因血行障碍，或血虚风燥，不能荣润爪甲，以致质脆易裂，可见于外伤或甲癣。

8. 横沟

甲板出现凹陷之横沟，多少不等，使表面凹凸不平。多因邪热肺燥，气津不布，或肝气郁结，或气虚血瘀，爪甲失养所致。

9. 斑点条纹

甲下见各形斑点，白色属气虚，黄赤为热盛，青色为痛证，紫绛为心血瘀阻。若见条状斑纹，杂以稀疏斑点，多为疳积、虫积，故又称"疰蚀甲"。《几种中医简易诊断法》一书指出，儿童指甲中心呈现边缘不整的白色云斑，多提示有蛔虫，斑大、色浓、斑多者虫多；或拇、食指指甲有针头大的圆形白斑，呈红白相间之"花甲"，亦主蛔虫；甲沟糜烂，亦虫积伤脾所致；若指甲出现扁平、反甲、自裂，可能提示有钩虫，若指甲出现按压不散的瘀血斑点，还可有受伤；暗红色提示 3～5 个月内受轻伤，在气分，预后良好；青紫色提示半年至两年内受伤，较重，在营分，或受伤时间虽短，但伤重，预后也较好；黑色提示 2～5 年内受伤，很重，在血分，预后差；黄色提示伤在 5 年以上，或时间虽短但伤极重，多因气血两伤，预后多不良。

第四节　看　青　筋

一、鱼际青筋

1. 若见鱼际络脉色赤，主热证，因热则气血淖泽，淖泽则发赤黄。

2. 若见鱼际络脉色青黑，主痛证，因为气血寒则凝泣不畅，不通则痛。若见青而短小提示少气，主虚证。

3. 若见鱼际络脉青黑不消，主久痹不愈。

二、虎口及手指青筋

若见虎口部位青筋，提示患者可能有脑出血后遗症，先天性脑血管畸形。食指和拇指之间有青筋暴露，可能患有心脑血管疾病。

三、手背部青筋

若见手背部青筋暴露，多见于血管硬化或高血压、血脂异常，或有腰椎疾病的患者。

四、色素沉着

一般内分泌失调的患者，在身体的各部位相应地会出现色素沉着现象。说明其相应的脏腑器官功能下降。在手上出现色素沉着也表明患者的内在脏腑器官功能低下。

小孩出生的时候，很少有痣（胎记除外）。随着年龄增长，肝脏的负荷不断加重，其解毒的能力也不断下降，身上的痣会越来越多，其他功能也不断衰退，手背部易出现色素沉着。

身体健康，新陈代谢旺盛，机体各器官之间的功能均衡，色素分布均匀，哪部分功能下降、气血运行受阻，在相应的部位就易出现色素沉着。

五、青斑

若见青年人手背部及手掌心出现黄褐斑，多因肝肾功能下降。红斑一般发生于疾病急性发作期，多见于各种炎症。黑斑多见于慢性疾病的急性发作（如慢性阻塞性肺疾病、慢性肾炎急性发作）。

六、隆起

无名指与小指根部凸起发红，多见于肺部疾患；手背部肌肉隆起，多预示患者血脂、腰椎异常。

小指关节变形、变粗、肿大，多见于关节炎、风湿性关节炎或类风湿关节炎。

小指弯曲，提示泌尿系统出现疾患，如肾积水，先天性肾缺如或肾萎缩，泌尿系统功能减弱，隐匿性肾炎等。

杵状指，多提示呼吸系统疾患，可见于肺心病或哮喘多年的患者。

七、结节

手部出现结节，五脏可能存在良性或恶性肿瘤，结节生长迅速，预示患恶性肿瘤的概率较高。

第五节　诊小儿指纹脉络

望小儿食指络脉，原称望小儿指纹，《四诊抉微》《医宗金鉴·儿科心法要诀》皆称为"虎口三关脉纹"，虽称指纹，实指手太阴之络脉，故称脉纹较为贴切。为避免与习称之"指纹"概念混淆，改称望小儿食指络脉。

小儿食指脉络诊法的起源，应当追溯至《黄帝内经》，可能受望络脉诊法的启发，从《灵枢》诊鱼络方法发展而来。据《景岳全书》载，该诊法最早见于《水镜图诀》及《全幼心鉴》等书，并指出其可取者唯三关辨轻重吉凶之说，至于"四足惊""人惊""水惊""雷惊"等无稽之谈不足凭。《幼幼集成》则认为该法起于宋人钱仲阳，指出风轻、气重、命危之说可信。该书作者陈复正指出：此指纹即太渊脉之旁支，不必另立异说，但当以浮沉分表里，红紫辨寒热，淡滞定虚实，即可用之不尽，舍此不图，妄执伪说以为是，则不足取。

《灵枢·经脉》曰："肺手太阴之脉……入寸口，上鱼，循鱼际，出大指之端；其支者，从腕后直出次指内廉，出其端。"可见食指内侧络脉由手太阴之脉分支而来，故望食指络脉与望鱼际络脉、切寸口脉同出一辙，其原理和意义也相似。由于小儿脉部短小，诊脉时又常哭闹躁动，影响切脉的准确性；而小儿皮肤薄嫩，脉络易于暴露，食指络脉，更显而易见，因此，望络脉较切脉更为方便准确，对 3 岁以内小儿，在诊断上有重要价值。临床上据其脉络的隐露、淡滞、色泽、形态等，可诊察病邪的性质和浅深，判断气血之盛衰，推测疾病的轻重、吉凶等预后情况。但是不能以此为诊断的唯一依据，必须四诊合参，综合分析，才能作出全面正确的诊断。正如薛立斋所指出，小儿气血未实，必当参三部五脉。三部即面上气色、虎口脉纹、寸口一指之脉，再加上按额前，下诊太冲，共为五脉。

一、三关部位

食指络脉的显现与分布，可分为风、气、命三关。食指第一节横纹，部位曰风关，其部位当从掌指关节横纹算起；第一节横纹至第二节横纹之间曰气关，即第二节横纹至第三节横纹之间的部位；第三节横纹至末端为命关。

二、诊络手法

令家长抱小儿向光，医生用左手握小儿食指，以右手大拇指从命关向气关、风关直推，用力要适中，推数次后，络脉愈推愈明显，便可进行观察。病重患儿，络脉十分显著，不推即可观察，但推按另有意义，可诊其气血灵活与凝滞。《四诊抉微·审虎口三关法》认为男先看左手，女先看右手，《医宗金鉴·幼科心法要诀》也有此主张，其道理虽可用左为阳右为阴加以解释，但实属牵强，可存疑待考。

三、三关吉凶

凡肌表感受外邪，往往由浅入深，经皮毛而入络，进一步入客于经，再深入则客于脏腑。正如《素问·缪刺论》所云："夫邪之客于形也，必先舍于皮毛，留而不去，入舍于孙脉，留而不去，入舍于络脉，留而不去，入舍于经脉，内连五脏，散于肠胃，阴阳俱感，五脏乃伤，此邪之从皮毛而入，极于五脏之次也。"

络脉出现的部位及其形色（图3-2），恰好随此邪气入侵的浅深而变化。若见络脉显于风关，是邪气入络，邪浅而病轻。若见络脉从风关透至气关，其色较深，多因邪气入经，主邪深而病重。若见络脉显于命关，多因邪气深入脏腑，可能危及生命，故曰命关。若见络脉直达指端，称

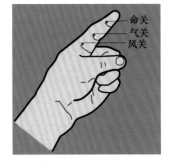

图3-2　小儿三关指纹脉络

为"透关射甲"，病更凶险，预后不佳。对内伤杂病的诊法，也是如此，同样以络脉见于风关为轻，见于气关为重，过于命关则属难治或病危。

四、形色主病

1. 正常形色

正常的小儿食指络脉，应呈浅红色，红黄相兼，或略微带青，不浮不沉，隐现于风关之内。大多不明显，多呈斜形，单枝，粗细适中。但粗细也与气候寒热有关，热则变粗增长，寒则变细缩短。长短也与年龄有关，一岁以内多长，随年龄增长而缩短。

2. 浮沉

若见食指络脉浮露，多为病在表，可见于外感表证。沉滞，多为病在里，可见于外感和内伤之里证。但是临床观察统计表明，健康儿童之络脉，也有偏浮偏沉。

3. 深浅滞活

食指络脉色深浓者病重，色浅淡者病轻。无论络脉呈何色，凡推之质淡流畅，多属虚证；若见滞涩不活，推之不流畅，多属实证。有阴阳暴脱，多因阳气不达四末，以致浅淡到不见其形。若见邪陷心包的闭证，多因气血郁闭，络脉色深而滞。若见淡而红，多属虚寒；紫而滞，多属实热。

4. 色泽

食指络脉色红浮露，主外感表证，多属风寒；色紫，主内热，多属邪热郁滞；色青紫，多属风热；色青，主风，主惊，主各种痛证；色淡红，为虚寒；色白，主疳证，黄为伤脾；黑为中恶，深紫或紫黑，主血络郁闭，为病危之象。

5. 形态

络脉日渐增长，为病进，日益加重；日渐缩短，为病退，日益减轻。但是也有因津伤液竭、气阴两衰，气血不充，而络脉缩短在风关以下。若见阴虚阳浮，多见络脉延长。若见络脉增粗，多因热证、实证；变细，多属寒证、虚证。络脉单枝、斜形，多属病轻；络脉弯曲、环形、珠形、多枝，为病重，多属实证。

第四章　面　　诊

　　面诊是透过面部反射区观察健康状况与脏腑疾病的诊法，即医生运用望、闻、问、切的诊断方法来对面部整体及五官进行观察，从而判断人体全身与局部的健康状况。通过对面部颜色、形态、斑点分布等方面的观察，从而得知脏腑、经络、气血功能的状态，简而言之就是"看五官，观气色，辨脏腑之病"。

　　根据藏象学说的理论，内在的五脏，分别与外在的五官七窍相连，是人体与外界相互联系的通道。所谓五官，是指眼、鼻、口、舌和耳，它们是五脏的感受器。七窍，是指头面部的七个孔窍，即两只眼睛、两只耳朵、两个鼻孔和口。五脏的精气通于七窍，头面部能直接反映人的身体状况。因此，每当人体有潜在的病症时，头面部就会出现相应的变化。

　　中医中的望、闻、问、切诊断方法都是为辨证论治服务的。而面诊属中医望诊的范畴，通过对头发、面部、五官的形色等方面观察，从中获得脏腑、气血各种病理变化，作为辨证和论治的一种依据。"有诸内必形诸外"是中医学朴素的辨证法。所谓"相由心生"，是由于脏腑与面部之间有紧密的联系，内在五脏六腑的病理变化或是心理变化，都会表现在头面部的相关区域，所以头面部的望诊最能洞察病机，掌握病情。"疾病欲来神色变"，身体的变化过程，无论是从健康到病态，或是由病态到康复，其转变大多是循序渐进的，而且一定会出现某些征兆。正如《望诊遵经》所说："将欲治之，必先诊之。"如果我们能够仔细地观察人的五官七窍，发现其中的细微变化，及早采取措施，便可趋吉避凶。

　　面色对应人体脏腑病变的盛衰。所以，《素问·五脏生成》中就如何进行面部色诊作了详细的描述，有"五死色"，即"色见青如草兹者死，黄如枳实者死，黑如炱者死，赤如衃血者死，白如枯骨者死，此五色之见死也"。"五生色"是病色向愈的表现，"五死色"则是病色向恶的转化表现。面部也是按照"五部配五脏"来划分区域的，面部的五个部位分别代表着五个脏器的反射区。

第一节 观 部 位

中医学认为，人体是一个内外统一的整体，体内五脏六腑之气血盛衰皆能映射于面，面部的色泽、形态可反映内脏及全身的生理病理状况。这种"颜面—脏腑"相应的思想构成了面部色诊的重要基础。凡是研究面部望诊的，都不可避免地要讨论定位问题。

《黄帝内经》将前人有关人体脏器疾患在体表有序映射的思想进一步深化，并把这种思想落实到局部区域分属脏腑或周身的定位划分上，从而提出了局部对应整体的思想，认为五脏六腑和身形肢节在颜面上都有各自特定的映射区域（图4-1）。如《灵枢·五色》指出："庭者，首面也；阙上者，咽喉也；阙中者，肺也；下极者，心也；直下者，肝也；肝左者，胆也；下者，脾也；方上者，胃也；中央者，大肠也；夹大肠者，肾也；

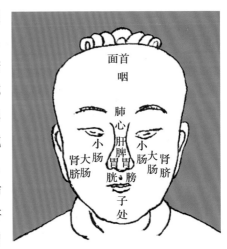

图4-1 脏腑肢节面部分属部位

当肾者，脐也；面王以上者，小肠也；面王以下者，膀胱子处也；颧者，肩也；颧后者，臂也；臂下者，手也；目内眦上者，膺乳也；夹绳而上者，背也；循牙车以上者，股也；中央者，膝也；膝以下者，胫也；当胫以下者，足也；巨分者，股里也；巨屈者，膝膑也。此五脏六腑肢节之部也。"据此可以绘出脏腑肢节面部分属部位示意图，构成了一种颜面对应整体的模型。

《黄帝内经》还提出了局部对应五脏的思想，认为五脏有疾之征象可映射在颜面之相应区域，并提出了一种颜面对应五脏的模型。《灵枢·邪气脏腑病形》曰："十二经脉，三百六十五络，其血气皆上于面而走空（孔）窍。"可见不独心之华在面，其他脏腑之精气，也通过经络而上荣于头面。如《素问·刺热》指出："肝热病者，左颊先赤；心热病者，颜先赤；脾热病者，鼻先赤；肺热病者，右颊先赤；肾热病者，颐先赤。病虽未发，见赤色者刺之，名曰治未病。"即颜面的不同区域分属于五脏：左颊属肝，右颊属肺，额属心，颐属肾，鼻属肝。考"颐"作"面颊"和"腮"解。但后世多以颐属肾，如钱乙在《小儿药证直诀·面上证》曰："左腮为肝，右腮为肺，额上为心，鼻为脾，颏为肾。赤者，热也。"吴谦等的《医宗金鉴·四诊心法要诀（上）》亦谓："左颊部肝，右颊部肺，额心颏肾，鼻脾部位。"现代高等医药院校教材《中医诊断学》也是如此，认为"《素问·刺热》把五脏与面部相关部位，划分为左颊—肝，右颊—肺，额—心，颏—肾，鼻—脾"（图4-2），并有据此而绘成的面部五脏部位图流行于世。

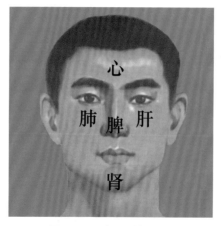

图4-2　面部五脏部位图

第二节　察　面　色

　　颜面居于全身之首，为全身经脉汇聚之所，也是五脏六腑、精、津液、气血的外荣表现。由于面部所分布的经脉较丰富，而面部皮肤较为娇嫩，故人体脏腑精气可通过脾胃的运化作用，随气血通过经脉而荣养人体外表，且通过色泽的变化表露于颜面部。"颜面—内脏"相应论，也是面诊的重要基础理论。

　　《素问·脉要精微论》又曰"夫精明五色者，气之华也"，而"气由脏发，色随气华"（《四诊抉微》），可见色泽是脏腑气血之外荣。五色应脏腑，已如前述，而脏腑在面部又各有相应的分布。脏腑气血之盛衰，邪气的强盛，都会在面部有所反映。一方面是脏腑功能强弱的直接反映；另一方面，心为五脏六腑之大主，脏腑的病变，会间接地通过心而反映于面部。《望诊遵经·望法阴阳总纲》曰："以脏腑部位为体，以气色诊法为用，故分观之可以识其常，合参之可以通其变。然究其常变，而原其始终，要不离乎阴阳之旨。"阴阳之理，既可合气色部位以相参，也可合脏腑病症以相证。可见面部色诊原理，总不外乎阴阳五行、藏象经络的理论。

再从精、气、神的理论来探讨，则色与气、神之关系，就相当于精、气、神三者之间的关系。五色为阴血，光泽属神气；其形态显现属精血，其变化运用为神气。就气与色的关系而言，则气指生机，隐含于皮肤之内，色为血色，彰然于皮肤之表。《望诊遵经·色以润泽为本》曰："夫光明润泽者，气也，青赤黄白黑者，色也。有气不患无色，有色不可无气也。合言之，而气色之见不可离，分论之，而气色之辨不可混。"气属阳，色属阴，故气色不可离，但气尤为重要。"气至色不至则生，色至气不至则死"，因为"色随气华""内含则气藏，外露则气泄"（《四诊抉微·五色见于面审生死诀》），气藏则生，气泄则死。再就神与色的关系而论，则"色者，神之旗也。神旺则色旺，神衰则色衰，神藏则色藏，神露则色露……血以养气，气以养神，病则交病"（《医门法律·望色论》），"得神者昌，失神者亡"（《素问·移精变气论》）。总之，望色也是察其精、气、神，失去神、气，不论何色，皆属危重。

由上述可知，望面色不仅可以了解正气的盛衰及邪气的深浅，而且可以判断病邪的性质及其所在的脏腑经络，可以推测病情的进退顺逆，确定其预后。所以《素问·移精变气论》曰："治之要极，无失色脉。"

一、常色

常色是人在正常生理状态时的面部色泽。无论何色，只要其变化应时应位，处处相应，有胃气，有神气，便是常色。一般中国人属黄色人种，常色为红黄隐隐，明亮、润泽、含蓄。

健康人脏腑功能正常，精神气血充盈，由于精气内含，容光外发，血华其色，其面色应是光明润泽的，这就是有神气。正如《望诊遵经·望色先知平人》所说："光明者，神气之著；润泽者，精血之充。"有胃气，即隐约微黄，含蓄不露。如《医原·望病须察神气论》提道："胃气色黄，皮毛色白，精气内含，宝光外发，既不浮露，又不混蒙，故曰如缟裹。"

面部气色又有五色之偏，所主证候也各有区别。面部五色诊病法正是通过对面部黄、白、青、赤、黑五色的观察以辨别不同疾病的一种诊察方法。

因为人们体质、禀赋不同，面色可能偏红、偏黑、偏黄或偏白；由于生理活动的变化，有时面色可能偏青、偏白或偏红。这些都属正常现象，所以常色又有主色、客色之分。

1. 主色

在日常生活中，亚洲人的面色属于红黄隐隐，但有个体差异，其面色、肤色一生不变者，即为主色。例如由于工作或居住环境不同，有人面貌黑红，有人肌肤肥白；由于居住的地区不同，有人面色或白或黑或红或黄或青等。所谓东青、南赤、西白、北黑、中黄的五行之说也多有不应，因为虽然同处一个地方，但地形仍有高下燥湿，风气仍有寒温刚柔，加之遗传基因的不同，于是主色多种多样，只要没有太过与不及，都是常色。

2. 客色

人与自然环境相应，由于生活条件的变化，人的面色、肤色也会相应变化，这种变色叫作客色。例如随四时、昼夜、阴晴等天时变化，面色亦相应而变。按照《黄帝内经》的理论：春气在经脉，夏气在孙络，长夏气在肌肉，秋气在皮肤，冬气在骨髓（《素问·四时刺逆从论》）。随气的内外变化，色也有相应的沉浮之变。再以五行推论，春应色稍青，夏应色稍红，长夏色当黄，秋则色稍白，冬则色稍黑，四季皆当黄，这些变化可能不明显，但只要留意观察，再结合具体情况加以分析，总是能有所发现的。

简单地说，主色是人的基本面色、肤色及生理性个体色泽特性，客色则是人体面色、肤色与自然环境相应的表现，随环境变化而相应变化。

此外，由于年龄、饮食、起居、寒暖、情绪等变化，也可引起面色变化，这也属于客色。如年少之时，血气盛，荣卫之行速，肌肤多柔嫩，色多润泽而清；逐渐衰老，血气衰少，营卫之行迟缓，肌肤见苍老，色多憔悴以浊。长期在室内工作的人，换到野外作业，面色多由白转黑。因为室温过低，受寒而面多青白；室温过高，受热而面色黄赤。奔走于暑日中，热袭皮肤，故多色赤而浮散；奔走于风寒中，寒侵肌表，故多色青而闭塞，或气血抗寒而趋于表，故色多红紫。用力劳动，血气上趋，故面上色赤；久卧伤气，面色壅滞；未睡伤血，神有饥色，色或浮赤。饮酒者，面目红赤或苍白；饱食者，血华色润泽；饥饿者，色泽减而面萎黄。七情变化，面色亦随之而变，怒则面青或赤，羞愧则面红，惊恐则面苍白，忧思者面萎黄。这些都在生理变化范围之内，比较短暂，因而应属于客色。

总之，主色为人气之所生，客气为岁气之所化，岁气胜人气为顺，人气胜岁气为逆。因为色应时应地而变为正常，不相应者属病态。

二、病色

病色一般指人体在疾病状态时的面部颜色与光泽，除上述常色之外，其他一切反常的颜色都属病色。《形色外诊简摩·察色真诀篇》曰："华佗谓人面之色，但改其常者，即为病矣。其改常也，往往终日相对之人不觉，而久别乍见者，心窃惊异之矣。"具体地说，可以从四个方面来认识病色：一是晦暗枯槁，二是鲜明暴露，三是某色独显，四是太过或不及，不应时应位。凡此种种，不论何色，皆为病色。

一般我们可以将病色分为以下几种。

气色太过：就是我们的脸色变深了、变浓了，可能是病色。例如高血压、高血脂类疾病可致气色太过。

气色不及：如果脸色变浅了，可能是虚证。例如贫血、营养不良等疾病可致气色不及。

色不应时：凡是脸色不随四季气候变化的，叫作色不应时，也属于病色。

色不应位：红色应当出现在颧颊的部位，黄色应是我们脸上的主色。如果红色不在颧颊的部位，出现在其他部位，如红色出现在额头，提示可能心脑血管出现问题；如果黄色在白眼，提示消化系统出现问题，常见急性黄疸型肝炎、胆结石、胰腺癌、胆囊癌等。

一色独显：我们脸上的气色应当是由红、黄两种颜色组成的，且颜色鲜明，光明润泽，如果颜面部只出现红色或者黄色，提示身体出现了病变。

其实，早在《黄帝内经》中就有关于"五生色"与"五死色"的记载。《素问·五脏生成》中提到，"五生色"即青如翠羽者生，赤如鸡冠者生，黄如蟹腹者生，白如豕膏者生，黑如乌羽者生，此五色之见生也。"五死色"即色见青如草兹者死，黄如枳实者死，黑如炱者死，赤如衃血者死，白如枯骨者死，此五色之见死也。"五生色"是病色向愈的表现，"五死色"则是病色向恶的表现。

三、五色主病

1. 青色

青色为厥阴风木之色，多主肝胆病变。主寒证、风证、痛证、瘀血和惊风等。

若见面色发青，甚至青紫，多因寒凝导致气滞血瘀，经脉拘急收引所致；若见面色苍白、淡青或青黑，多因阴寒内盛，阳气不振，气血瘀阻，可见脘腹剧痛；若见面色乍赤乍青乍白，且腹中作痛，时作时止，时吐清水，多因虫积所致；若见面颊青黄兼有头痛，眩晕欲吐，属厥阴太阴为病，多因痰厥导致头痛。若见青而闭滞，多为痹痛；若见环目鼻而青，多见筋骨酸痛。

若见面色青灰，口唇青紫，多因心阳不振，血行不畅，心血瘀阻，可见心胸刺痛或闷痛等临床表现。若见面青颊赤，多因风中少阳，疟病寒热而致。《望诊遵经·青色主病条目》中记载："疟病色苍苍然，太息者，肝疟也。"若见妇女面青，多因肝强脾弱，可见少食多怒，或月经不调。若见耳前、风门等部位发青，多因风病发搐；若见面青吐沫，卒不知人，多为痫证。

若见小儿眉间、鼻柱、口唇四周显现青色，多因惊风或欲作惊风，甚至出现高热而面色青紫。小儿初生，眉青脸赤口撮，为"脐风"，忽然面青气促，多为惊恐所致。若见小儿面青，咳喘气逆，昼夜不停，多因风冷入肺。若见小儿面青肉冷，目陷干呕，利下如水，多因夏月积冷，胃气虚弱。若见小儿夜啼，面色青白，手足俱冷，不欲吮乳，多因脾寒。

若见两颊如青黛，多因中毒。若见面目青，伴有身体疼痛，咽喉肿痛，多为阳气暴衰，阴气独盛，邪阻经脉所致。若见面目青黑，四肢厥冷，烦躁如狂，心腹绞痛，头旋欲吐，为中砒霜之毒。若无病而青色见于天庭，将病瘟疫。若见面青目黄或脾病见青色，多属难治。

2. 红色

红色为暑热之色，手少阴经之色，心包络、小肠之色。主热证，赤甚为实热，微赤为虚热。

气血得热则行，热盛而血脉充盈，血色上荣，故面色赤红。

若见满面通红，多因阳盛之外感发热，或脏腑实热；若见两颧潮红娇嫩，多因阴虚火旺，属虚热证。久病重病患者，面色苍白，却时而泛红如妆，嫩红带白，游移不定，多为虚阳浮越之"戴阳证"，此属真寒假热之危重证候。

若见两颊微赤，环目鼻而青，多因恶寒发热；若见颊赤面青，多因往来寒热；若见面赤而光，多因上热下寒；若见面赤而郁，多因下热上寒；面赤如醉，多因胃热；若见烦闷善呕，头痛面赤无汗，多因心病热盛；若见脉浮而迟，面赤而战惕，是为战汗；若见颊上赤青唇白，多为中风；若见面赤目上窜者，多见风中太阳。若见色赤身热，自汗口渴，脉虚，多因伤暑所致。

若见小儿发热，面赤气粗，涕泪交流，四末独冷，战栗恶寒，多为将发痘疹。若见小儿夜啼，面赤唇红，身腹俱热，小便不利而烦躁，多因心热；若见鼻红燥，多为脾热。若见新生儿头面肢体赤若涂丹，多为"胎赤"。

若见面赤咽干，频频咳嗽，痰黄黏稠气秒，为热嗽。若见太阳红黑，面如桃色，多为痢疾。若见颧上起红点，男可见痔疮，女可见小便热赤。若见面赤斑斑如锦纹，多见于咽喉痛，吐脓血。若见口干脸赤，五心烦热，多因心肺热盛。若见面唇舌紫暗，多为体内中毒之象。

总之，色赤主心病，可能见到胸中疼痛，胁肋痛，肩背部疼痛，双上肢内侧疼痛，虚证时腹胀，牵引至胁胀及腰背部疼痛。

3. 黄色

黄色内应于脾胃，为湿土之色。为风为热，多主虚证、湿证。

黄色乃脾虚湿蕴的征象。脾失健运，水湿内停，气血不充，故面色发黄；或胆汁瘀积于中焦；或脾虚运化失司，水湿停滞；或水湿蕴结脾胃，熏蒸肝胆；或感受疫毒等所致。

若见小儿面色萎黄，多因脾胃气虚；若见面黄浮肿，多因脾虚湿滞；若见面色枯黄，多因气血枯竭；若小儿面黄而肿，或乍黄乍白，且腹大青筋，则为疳积所致。若见面色黄而发热，身体酸楚困重，多因湿邪在表；若见面色黄润，多因湿热；若见面色发黄，并感觉头昏而精神呆滞，多因寒湿。面目爪甲，一身俱黄，称为"黄疸"，面红黄，鲜明如橘子色，属阳黄，多因湿热熏蒸；面暗黄，如烟熏，属阴黄，多因寒湿郁阻，胆液外溢。

若见面黄肌瘦，精神倦怠，食少腹胀，为虚胀。若见面苍黄，腹筋起而胀，或面萎黄，脸有红点、血丝如蟹爪，多为鼓胀，或因脾虚肝郁，或因食积、虫积，或因血瘀水停。若见面黄大便黑，善忘如狂，或少腹硬满，小便自利，多因内有蓄血。若见黄兼青紫，瘀血在胃，胁内有块。

新生儿，全身面目呈现黄色，称为"胎黄"。小儿颜面黄肿，多为积证。若见面黄肌瘦，皮毛憔悴，腹坚且大，青筋暴露，或面色乍黄乍白，一般都为疳积。若见面目青黄，身痛乏力，唇舌焦枯干燥，眉发脱落，腹中疼痛如刀切，或如虫咬，或如虫行，此为"虫疰"。

4. 白色

白为燥金之色，手太阴肺经之色，肺与大肠相表里，所以白色也为肺及大肠之色。主寒证、虚证、脱血、夺气。

白为气血不荣之候。阳气虚衰，气血行迟，或耗气失血，气血不充，或寒凝血涩，白为气血不荣之外候。凡阳气虚弱，气血运行无力，不能上荣于面；经脉收引，皆可导致面呈白色。

若见面色苍白，多为里寒证，可见剧烈腹痛或战栗；若见面色淡白，多因肺胃虚寒；若见面色㿠白虚浮，或苍白，或晦暗，多因阳虚；若突然见面色苍白，或色白不泽，伴冷汗淋漓，多因阳气暴脱。若见面色淡白，肠鸣腹胀，泄泻澄澈清冷，腹痛肢冷，多因中寒虚寒，为中寒泄泻。若见颜面㿠白，痰多清稀，鼻流清涕，多为寒嗽。

若见面色淡白时咳短气，多汗恶风，多为"肺风"。"肺风"发则面白，咳唾脓血，上气奄然而极。若见色白脉喘而浮，多因上虚下实，有积气在中，喘而虚。若见口唇赤色，多因脉痹不已，复感于邪，内舍于心。总之，白色乃肺与大肠之病色，可见喘咳逆气，肩背痛，汗出，尻阴股膝髀腨胻足皆痛，虚则易见少气呼吸困难，耳鸣咽干，肠中切痛，肠鸣泄泻，不能久立等症。

5. 黑色

黑色为寒水之色，足少阴经之色，肾与膀胱之色。主肾虚、寒证、痛证、水饮和瘀血。

黑为阴寒水盛之色。由于肾阳虚衰，水饮不化，气化不行，阴寒内盛，血失温养，经脉拘急，气血不畅，故面色黧黑。颧与颜黑为肾病。

若见面黑干焦而齿槁，多因虚火灼阴，肾精久耗；若见黑色浅淡，多因肾病水寒；凡黑而暗淡，不论病之新久，总属阳气不振。若见色黑脉坚而大，多因积气在小腹与会阴，是为"肾痹"。"骨痹"不已，色黑耳鸣，多因复感于邪，内舍于肾。若黑甚，在脉则麻痹，在筋则拘挛。若见面肿垢黑，腰疼痛，不能久立，屈伸不利，发堕齿槁，腰背相引而痛，甚则咳唾，多因骨极虚寒；若见眼眶灰黑，多因肾虚或水饮，或因寒湿下注之带下病，或瘀血崩中；若见面色黧黑而肌肤甲错，多因瘀血所致；若见苍黑而枯槁，多因血涸所致。

第三节　望　形　态

一、面部肿胀

若见面部红肿，肿势急骤，疼痛，发热，多因实热所致，常由风、热、湿毒侵犯头面部所致；若见头面部皮肤嫩红肿胀，色如涂丹，压之可见褪色，伴有疼痛，是为"抱头火丹"。若见头面红赤，肿大如斗，两目肿盛而不能开启，甚则咽痛、耳聋，是为"大头瘟"，多因感受温热时邪所致。

若见腮部突然肿起，且伴发热，面赤咽痛，是为"痄腮"，多因湿毒所致；若见面颊部一侧颐部红肿如核，微热微痛，且渐见肿胀延及耳之前后，疼痛日增，溃破后脓出秽臭，称为"发颐"，多因阳明经热毒上攻或外感温热蕴积局部；若见初起时面目红肿，但痒如虫行，皮肤干燥，时起白屑，抓破后出血，疼痛难忍，称为"面游风"，多因平时血燥，且恣食辛辣厚味，胃蕴湿热，外受风邪；若见禀性不耐，易对某些刺激产生过敏，可突然出现面目浮肿，且伴有皮肤麻木或灼热、疼痛等感觉；蜂螫、毒虫叮咬可致局部浮肿、疼痛或瘙痒等症状。

若见面部出现皮肤肿胀、光亮、按之凹陷不起，多为水湿上泛之故，可见于水肿病。水肿病有阴阳、寒热、虚实之分。若见头面水肿，肿势较速，继则上、下肢和腹部均见肿胀，是为"阳水"，多因肺失宣肃，三焦壅滞，不能通调水道下输膀胱。

如果肿势较缓，下半身先见肿胀，继则胸腹、头面均见肿胀，是为"阴水"，多因肺、脾、肾三脏阳气虚衰，不能运化水湿所致。若见晨起颜面浮肿，多因肾气亏虚、水湿上泛；若见颜面及下肢浮肿，多因心肾阳气不足、水湿泛滥。

二、面削颧耸

面削颧耸也称"面脱"，是指面部肌肉消瘦，两颧突出，常伴有大骨枯槁、大肉尽脱等症状，多为营养不良，体内精血极度消耗的表现。常见于各种慢性病的危重阶段，尤其多见于恶性肿瘤晚期。

三、面部肥胖

面部肥胖多见于高脂血症、脂肪肝以及一些内分泌失调的疾病，激素治疗的副作用也会出现。

单见下颌部肥胖有赘肉，患者多伴有糖尿病、高脂血症、脂肪肝、肥胖症。

第四节　观青筋、痤疮、斑

一、面部青筋

若见太阳穴及前额部位青筋暴露，多见于血管神经性头痛、血管硬化、高血压；也可能由于精神紧张、焦虑。额头有"青筋"，多提示长期劳心劳力、精神紧张，工作压力大。

若两目之间有青色脉络显现，多因肝郁气滞，经脉不畅。

鼻梁"青筋"多见于小孩，一般来讲，鼻应于脾，多因肠胃积滞，容易胃痛，腹胀，消化不良，大便不利，紫色时则更加严重。

若见眼袋"青筋"，俗话讲，眼袋大，多因脾虚；眼袋黑，多因肾虚；眼下"青筋"往往提示妇科疾病，多有月经不调、带下病及腰腿关节酸痛。

若见嘴角或两腮处有"青筋"，往往提示妇科疾病，出现带下湿重、疲倦乏力、腰膝酸软、下肢风湿等症。

二、痤疮

面部毒素堆积，容易出现皮肤暗沉、粗糙，痤疮增多。

若见痤疮呈鲜红色，为疾病的初期，多因肺胃湿热较盛。

若见痤疮呈暗紫色，多因痰瘀壅阻肺胃，气机不畅。

若见痤疮呈青色，多因寒湿蕴结，血脉瘀滞。

若见痤疮伴有脓头，多因热毒壅盛，蕴而成毒。

伴有颜面灼热，多因热伤血分。

伴有根结坚硬，多因阳明经脉瘀阻较甚。

痤疮愈后，颜面皮肤内陷，多因气血亏虚、颜面失充。

三角区痤疮，亦叫"羊胡疮"，在临床上比较难治，也比较危险。不能随便挤按，容易发生逆行感染，引发严重后果。

三、斑

如果有斑或色素沉淀，表示所在位置器官功能失调。中医认为"外有斑内有瘀"。如果是近期突然出现的斑、痣、瘩子，且颜色呈深褐色或黑色，很可能是瘤或癌。

50岁以上的中老年人颜面部出现黄褐斑是正常现象，它是一种皮肤老化的现象，如年轻的女性出现颜面黄褐斑，主要因肝肾阴虚、血脉瘀滞，或阴阳失调、颜面经脉失养，颜面色素堆积而成，大多伴有月经失调、多囊卵巢综合征、闭经等证。

鼻部出现红色的蝴蝶斑，多属于免疫系统疾病，多见于系统性红斑狼疮。

面部雀斑，其色淡黄，碎点无数，常由热郁孙络，风邪外袭所致。

若见儿童面部浮现淡白色的圆斑，呈单发性或多发性，大小不一，称为"面部白斑"，此为体内患有蛔虫症的征象之一。斑大，多表明体内蛔虫较多；斑小，多表明体内的蛔虫较少。

鼻子上长斑，提示肝胆功能下降，肝胆经瘀阻较为严重，有脂肪肝、胆囊炎隐患或已患相应疾病；眉梢处长斑，肝血不足。先天气血不足或后天经络瘀阻，造成体内气血不足；眉梢处有斑，多见于肝胆疾患。

眼睛下长斑，睡眠质量不好或失眠严重，同时存在肾虚的问题。20~35岁有斑：肾气不足，妇科系统寒气重，或受损次数较多。35 岁以上有斑：工作压力大，肾气耗损过度。

妊娠期间出现面部色素沉着、斑点，为肺胃热盛，西医认为此乃体内激素水平升高导致的，有些产后可自行消退，不能消退者请参照上述描述，寻找相关脏腑的病变。

第五章　目　诊

肝开窍于目，但同时《素问·解精微论》又说目为心之窍，《灵枢·大惑论》说："五脏六腑之精气，皆上注于目而为之精。"可以说目为肝之官，心之使，阴阳之所会，宗脉之所聚，营卫魂魄之所常营，神气之所生，气之清明者也。总之，目与五脏六腑、经络、筋骨、精神、气血都有密切的联系，不但在望神方面具有重要的诊断价值，而且对五脏六腑病变的诊断具有重要意义。

"五轮学说"（图5-1）是中医目诊的理论基础之一。该学说认为：瞳仁属肾，为水轮；黑睛属肝，为风轮；两眦血络属心，为血轮；白睛属肺，为气轮；眼睑属脾，为肉轮。《灵枢·大惑论》认为："精之窠为眼，骨之精为瞳子，筋之精为黑眼，血之精为络，其窠气之精为白眼，肌肉之精为约束，裹撷

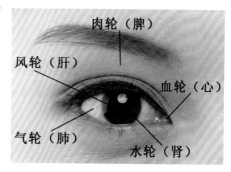

图5-1　五轮学说

筋骨血气之精而与脉并为系，上属于脑，后出于项中。"筋骨、肌肉、气血又分属于五脏。《河间六书》指出：眼通五脏，气贯五轮。因此，根据眼目不同部位的形色变化，可推测相应脏腑的病变。

第一节　察　目　色

一、白睛色诊

根据《灵枢·论疾诊尺》所载："目赤色者病在心，白在肺，青在肝，黄在脾，黑在肾，黄色不可名者，病在胸中。"这里主要指的是白睛之色。这是五色诊法在望目方面的运用，而在临床中，应注意四诊合参，综合分析。

1. 红色

若见白睛红赤灼热，泪多难睁，虽病位在肺，但多因外感邪气而发病。

若见白睛红色，多为风热犯肺，肺火炽盛；若见眼光如醉酒状，且两腮红赤发热，而指梢冰冷，多为将发痘疹之征象；若见目中血络红赤，眼光晦暗少神，多为热多厥少，伤寒厥逆之证；若见血络红色，时有头摇如鼓，突然口角紧闭，后背反张，多为痉病。

若见白睛淡红色，表面血络纵横，盘曲错杂，丝脉粗细疏密不等，久而不愈，多因目疾误治，迁延日久，或嗜饮烈酒，热郁血滞所致；或因眼睛劳累过度，致血络郁滞而发病。若见白睛逐渐黄赤，多为酒毒内蕴，脾经湿伤，肝胆邪火上溢肺经所致，此病定位首在脾，后累及肝胆。若见白睛淡红，疼痛不断，时作时止，多为肝肾阴虚，不能制约相火，相火上侵气轮所致。若在白睛某处见一片鲜红血斑，界限分明，称"白睛溢血"。初起如胭脂，继而渐渐呈现紫暗，由紫转淡，最后呈暗黄色而消散，多预后良好。此证多因风热客肺、血热妄行，剧烈呛咳、呕吐以及酗酒、外伤、妇女逆经等致血不循经，络破外溢。

2. 青色

若见白睛初起呈淡紫红色，略微隆起，然后诸症逐渐减退，转移至身体其他部位，反复发作，最终白睛遍体青蓝，失去光泽，表面起伏不平，多因伤寒疟疾，或梅毒、结核上攻，热邪困郁，蒸逼气轮，致膏汁游出，上走睛珠所致。

3. 白色

若见白睛表面出现形似玉粒状的小泡样颗粒，一至数个，周围有很多红色血络围绕，或生于风轮边缘，并有血络自气轮牵绊，多因水湿内蕴，血脉瘀阻所致。

若见白睛隆起，不赤不紫，呈现白色，形如鱼腹之胞，多为气分表证，金火相搏所致。若见白睛胀起，色中带红，多因瘀血壅滞气轮，病涉血分，此证比气分证危急。

若见白睛表面出现红紫色颗粒，初起状如石榴子，或圆或扁，然后渐渐增大，红赤也更加严重，多因毒火从内而发，上攻气轮，出现此证提示病邪已深，预后较差。

二、全目色诊

1. 红色

若见全目红色肿起，多为肝经风热；眼胞皮红溃烂，多为脾火旺盛。目内眦红赤溃烂提示肺经风热，外眦赤烂提示心经热甚；伤寒见目眦鲜红，为将发疹疡之兆；若见眼睑皮肤红如涂丹，多因脾经感受风邪，胃经热盛，共结为肿，有风热或湿热两种病因。

若见眼睑皮红如涂朱砂，但睑边赤烂，渗有黏液，或有水疱、脓疱，甚则波及腮、颞、颊等，或眼睑边缘红赤糜烂，多因风邪与湿热相搏而发。

若眼部挫伤后，一般会见白睛色红，局部呈青紫瘀色，多泪疼痛，主要为血脉瘀滞所致。

若见眼中黑珠周围有赤色血络环绕，多因肝胆之火上炎犯肺，或为脾胃积热上冲所致。

若见黑睛上有颗粒状突起，周围血丝缠布，色红如赤豆，多因肝经积热，火郁风轮，气血失调，络脉中有瘀血而致。

2. 青色

若眼睑晦暗，多为肾虚。上下眼睑水肿鲜明，多为痰饮病。色如烟煤，目下灰色，多为寒痰；眼黑颊红为热痰；眼黑面如土色而四肢痿痹，多为风痰。眼睑皮肤呈现暗青色或紫黑色，此为外因伤及血络，凝滞脉道所致。若见眼睑上下有青色眼晕，多因房劳过度或体力劳动过重，或睡眠不足，以致精神不爽；若见下胞青色，为寒邪客胃；若见目眦青色，多为肝胆病；若见白睛色青，多为肝风侮肺；若见面黄目睛色青，多为风邪入胃，胆气外泄。

3. 黑色

眼黑而行走艰难且伴有呻吟，疼痛难忍，多为寒湿入骨，寒凝经脉；若见白珠色黑为虚劳，五劳虚极，腹满不能食，肌肤甲错，两目暗黑，提示瘀血阻滞；若见面白目睛色黑，多为气血亏虚，血脉失养。

4. 黄色

若见目睛色黄，多为湿热内盛；若见白珠色黄，多提示膀胱气化不利，小便困难；白睛色淡黄，多为脾虚泄泻，或脾有积聚；白睛色老黄，多为黄疸，多为湿热积聚所致，黄色鲜明，为热重于湿；黄色混浊如烟熏，为湿重于热；若见患者体胖目黄，提示热在阳明；外感病见目色若赤若黄，多为病邪传里；黑珠纯是黄色，多为凶证；瞳孔如金黄色，多为不治之症。

若见黑睛内有黄色脓液，并逐渐向上蔓延，甚至掩及瞳孔，多因肾脏风冷，胃中受热所致，临床上常分脾胃实热与脾胃虚寒两种证类，前者白睛混赤或紫红，后者仅黑睛周围有淡淡赤环，脓液亦呈淡黄色。

5. 白色

目眦淡白，多为血亏之证；若见面红而目睛白色，多为忧思过度，心气郁积于内而化火；若见面黑而目睛色白，多为肾气内伤。

第二节　望　形　态

1. 眼窠肿起

凡眼下微微肿起，多属水肿病初起；如果眼窠下微肿，如卧蚕状，或面目肿大有热感者，多是风寒袭肺或风热犯肺所致。眼睑浮肿，也有可能是脾虚不能健运所致。上眼睑肿，肿势急而皮色红，多为脾经有热；肿势较缓而宽软松弛，多为脾气虚。老年人肾气衰，也可见下睑虚肿。如果眼下有卧蚕状突起，面目色泽鲜明，脉伏并伴有消渴，多为水肿实证，眼胞肿胀且十指微肿者，多为久咳之病。若眼胞肿痛者，多属邪气实而正气衰。

若胞睑内出现核状硬结，容易导致上睑肿起，初起如米粒，日久逐渐长大，多由胃肠蕴热，与湿痰互结，阻塞经络导致。

如果眼胞肿胀饱满如桃状，一般为外感实邪，脾肺积热，风热燥火上攻，血分热盛，上冲胞睑所致。如果眼胞虚肿胀如球状物下坠，多因气虚失和，难以化湿或脾虚兼有湿火，泛涌于上，导致水停胞睑。

2. 眼球突出

眼球突起伴有气喘者，多因肺胀；黑睛肿胀突起者，多因肝气郁滞。颈部肿胀且眼球突出者，多见于甲亢，但如果单眼突出者，多属恶候。

眼球高涨突起，疼痛难忍，多是风热火毒，上冲于目所致。

眼球突出眼眶之外，不能转动，多是三焦阳邪亢盛，积热上冲，脑中风热，壅注于目所致。

眼胞肿胀与眼珠肿胀的病机不同：眼胞肿胀多属于湿盛，而眼珠肿胀多属于火热亢盛。

3. 眼窝内陷

目睛下陷眼窝内，多为五脏精气已衰，病属难治；若仅仅微陷，尚属一般的正气亏虚证，常见于大汗、大吐、大泻等津液亡失证，如果脏腑精气未脱，病属可救；如果内陷已深，视不见人，脉见真脏脉，多是阴阳离决的死证。

有些患者目睛浑浊，眼珠内陷，导致这种情况也有多种原因。有的因为房事过度，恣纵情色而使肾水衰竭；有的因为嗜食辛辣干燥之物而使体内津液大伤；有的因为风痰湿热在体内日久化热，上蒸于目而致目睛浑浊；有的因为出血太多，津液不能够滋润涵养双目；有的因哭泣过多津液耗伤太过而致。本症大多因为元气虚弱而致津液不足。

4. 胞睑病形

麦粒肿初起核如麦粒，红肿不明显。若眼红严重，疮毒肿势蔓延，常在溃破排脓后痊愈。以上两症皆由风热相搏，客于胞睑，或因脾胃蕴积热毒，上攻于目，以致营卫失调，气血凝滞，热毒壅阻于胞睑皮肤经络之间而发病。

眼睑内皮发现颗粒状肿物，鲜红而坚硬，状如花椒，现代称为沙眼。在眼睑内也可见色黄而柔软的颗粒状肿物。以上二者病因基本相同，都是脾胃积热或湿热，另加风毒外袭，导致胞睑脉络壅滞，而生出细小颗粒。色红者偏于脾经风热，色黄者偏于脾经湿热。

睑内有胬肉高耸，并不断长大，甚至盖过全目，影响视力。有的是风热壅盛，多因脾胃积热，肝风上冲所致；有的是阴虚火炎，多因劳损体亏，肾阴不足，水不济火，虚火上扰，气血瘀滞所致。

眼皮向外翻转贴在外睑之上，多见于眼睛赤涩肿烂、泪水淋漓不断的患者，多因胃经积热，肝风内盛，导致风痰湿热上攻眼睑；若见于小儿，则多因为小儿麻疹，眼睑溃烂失治，或胞睑红肿如涂丹，且向外翻转，引动风邪，筋脉拘急，瘀阻血脉而成。若突发口眼㖞斜，同时眼睑外翻，属于中风中经络之证。

睫毛内倒，向内刺入睛珠，导致眼睛羞明、流泪难睁，多因目紧皮缩，或因风热内积，脾热肝风合邪上壅眼目；或因脾肺气虚而兼风邪，气血精微不能输布于胞睑，以致皮毛筋脉失养，皮宽弦紧，内急外弛，而成本病。

上下眼睑黏闭，必须在濡润后才可睁开，多因脾肺湿热所致；若眼睑内生疮，分泌物多且眼睛痒痛，多因脾胃风湿热盛，湿热上注所致。

5. 两眦病形

若见两目有红色血络发于目眦部，像分叉的树枝，血丝贯布气轮，甚至延及风轮，多因恣食膏粱厚味，致使三焦热毒壅盛，心火上亢而发病；或因焦虑或用脑过度，操劳熬夜，房事不节，劳伤心肾，以致精血亏耗，目失濡养，虚火上扰而发病。

红色血络从目眦部初起，赤红如缕，逐渐在缕根生出大片红肉，色白或微黄，如脂状或如膏膜，渐渐伸展，横贯气轮，最终侵入风轮，为"胬肉攀睛"。多由心肺二经风热壅盛，经络瘀滞；或是脾胃湿热蕴蒸，血滞于目内眦；或暗耗肾阴，水火不济，导致心火上炎而发病。内眦角时时溢出脓液或黏浊泪水，多因心经感受热邪，蕴积日久，上攻于目内眦；或因风热外侵，内火妄动，内外合邪所致；或因气血两虚，正不胜邪，导致泪窍脓汁不断外溢而发病。

6. 眼生翳膜

翳生于黑睛，膜生于白睛，都属于外障眼病。外障多为实证，或因外感风、寒、暑、湿、燥、火等六淫邪毒，或因饮食不节、情志失常、房劳过度等内伤因素，或因跌打、撞击等外伤所致。

若见眼眶周围出现红色血络，起初从气轮下垂至风轮，血络稀疏细小，然后血络增多，变厚成膜，多因肝肺风热壅盛，心火内炽，瘀血凝滞所致。

若见白睛渐生黄膜并下垂，黄膜遮满瞳孔，甚至满目皆黄，多因脾胃热结，气血凝滞所致。

若见黑睛出现细小的星点，初起呈现青白、灰白、微黄色，浮嫩而微微隆起，然后溃破下陷；也有连缀四散，在风轮周围多发，且中间溃陷；也有向一团聚集，融成一块，溃入黑睛深层的情况。这些多因肝火上炎，兼夹风邪，风热上攻于目所致；或因肾阴亏损，心火上炎所致。若见脾胃虚弱，气血双亏，无以上荣，容易导致星翳内陷，经久不愈。

7. 瞳孔异形

若见瞳神散大、缩小或变形、变色，或外观正常却出现视力障碍，为内障眼病。多因脏腑内损，真元耗伤，精气不能上荣所致，多属虚证；也有因热毒火盛，痰湿壅滞，或经脉闭阻，瘀血内停，或肝风上冲于目，或外伤破损等引起，所以临床上实证也较为多见。

若见老年人晶状体发生混浊，且视物模糊，为"白内障"，多因肝肾阴亏或脾胃虚弱，以致精气不能上荣，或因肝经风热上攻于目所致。

若见瞳神歪斜，大如杏仁桃核，呈现三角半月形态，多因肝肾灼烁，水槁火炎，耗损瞳神所致。

第三节　观　神　态

一、观目神

望神主要辨有神和失神。

目睛明润灵动为有神，提示正气尚充，脏腑功能未衰，无病或病轻。

目睛呆滞不活为失神，提示正气不足，脏腑功能衰败，病重或病危。

二、观目态

1. 观目开阖

《望诊遵经·眼目形容提纲》中提及："瞋目者，阳证也；瞑目者，阴证也。"若见目开阖有度，喜见人，多属阳；若见闭目，不欲见人，多属阴。眼睛睁开难以闭合，为阳气盛，眼睛闭合难以睁开，为阴气衰。

眼睛难以闭合，或者闭眼也无法入眠，多因卫气留于阳分，不得入于阴分；眼睛难以睁开，或很难看到东西，多因卫气留于阴分，不得行于阳分。若眼睛容易闭合，伴有视物困难，且身体沉重、骨骼疼痛伴耳聋者，多属热病，病位在骨。若视物时经常出现模糊或黑色，多为血衃。

容易昏睡且睡觉时睁眼的人，多为阴阳两虚，因脾虚清阳之气不升，胞睑失养，导致启闭失司，常见于小儿脾胃虚极，也可见于重病神昏。

眼睛畏光难以睁开，伴有眼内发涩，此病多有风寒束表、气虚风热、气阴两虚之不同。产后闭目难睁，多为阴血受伤；若见产后目反上瞪，多为阴气上逆。

中风患者若见闭目且鼻鼾声重，为不治之症；眼睛紧闭且口渴严重，脉应紧实而数，若反见脉沉濡而微，多为死证；眼睛紧闭不愿见人，为阴证，脉应弦急而长，若见脉反浮涩而短，为死证；目正圆，且肢体痉挛不利，为痉病之死证；若见眼睑时时眨动，不能自主开阖，多为肝经风热，肝气乘脾所致。

2. 观目胞睑

若见常人忽然胞睑下垂，目光下视，多因气衰神去，为寿命不久的征兆。若胞睑下垂，轻者半掩瞳神，重者垂闭难睁。若双睑下垂，多为先天不足，脾肾双亏。若单睑下垂，或双睑下垂程度不一，多为后天脾虚气弱，中气下陷，提睑无力所致；也有因风邪入络，扰乱气血，气血不和，筋脉受损所致。还有外伤后，气滞血瘀，筋脉断损，眼睑纵弛而难以收阖。若上眼睑下垂不能向上舒展，多因患有风湿，若不及时治疗，将有半身不遂之患。

若见胞睑跳动，多因风热外袭，客于肌表，入侵经络，以致筋急而振摇；或因肝血不足，血虚生风，不能濡养肝脾经络，致虚风频动，筋脉拘急而不能自止；若见胞睑频频跳动，多因脾胃气虚，不能制约胞睑开合所致。

3. 观目睛珠

目光上视，伴有身热，或目光直视，视物不清，或瞳孔突然变大，黑色如常，一般为痫证的临床表现。若见目光下视，多是宗气亏虚；若见两目直视，或直视摇头，多为心气将绝。目光直视且狂言乱语，大小便失禁，多为肾气将绝。若见目睛固定不转，多为神气将亡；若见目睛微定，多为痰热内闭；若见横目斜视，多因肝风内动，或风热搏击睛珠，致目睛斜翻转侧。也有小儿因先天遗传或受惊后，出现视物偏斜。若见睛珠不正，不能随意愿而转，多为风热攻脑，筋络牵急，致使睛珠偏转，不能随意运转。在一般急性热病中，双目上吊或斜视，多为动风先兆。若动风发痉，迁延日久将成为危象。

4. 目多眵泪

若因情绪波动，悲恸过度而流泪，虽然会导致五脏受损，却仍属生理现象。

若见迎风后冷泪频繁涌出，多因风中于目，且肝经虚寒，肝气虚而不能统摄津液所致；若见平时冷泪常流，多为肝肾两亏，阴损及阳，不能统摄津液，致冷泪频流且遇寒后更甚。

热泪如汤，多属热证。若见迎风热泪，多因肝经蕴热，复感风邪；时不时流热泪，为肝肾阴虚，水不制火，虚火上炎所致。

目胀痛泪下，为肝经郁热；目昏流泪，为肝肾两虚；失明而泪出不止，为肝气将绝；咳喘泪出，为膈上痰满。目赤热痛，流泪则轻，成脓则重。若泪眵多而不结，属肺经虚热，或脾经湿热；泪眵多而硬结，属肺经实热。

第六章 鼻 诊

中医学认为，鼻与脏腑经络有密切的关系。鼻为肺窍，外象属土，为脾所主。五气入鼻，藏于心肺，心肺有病而鼻为之不利。就经络联系而言，手、足阳明之经，手太阳之脉，足太阳之筋，足阳明之筋，皆与鼻有直接联系。宗气走于鼻而为嗅，宗气虽藏于胸中，而与五脏皆相关。鼻为气之门户，呼吸之间，贯乎经络，五脏六腑，无不毕达，四肢百骸，无不周遍，所以通过观鼻可以诊断整体的病变。

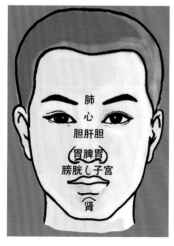

图 6-1 鼻与脏腑部位的关系

进行鼻诊，首先必须明确鼻部不同部位与身体的对应关系（图 6-1）。肺分布于两眉内侧端连线之中点。肺主鼻，鼻为肺之窍、肺之官；肺气上接气道通于鼻，构成肺系，肺气充满则能与鼻共司呼吸，助发音，知香臭；肺系是否有病可以在鼻上反映出来，鼻部的变化也可用以判断肺系是否健康。脾分布于鼻准头上缘正中线上。鼻为血脉聚集之处，而脾脏具有统血、生血的功能，脾的统血、生血功能可以影响鼻的生理功能；脾经有病，则头面诸窍，包括鼻在内的"九窍"均失去正常功能。肾分布在两外耳道口连线与鼻中线的交叉点处。鼻司呼吸，依靠肾气协助，其中肺主呼出，而肾主纳入。肾不纳气则引发为哮喘；肾气不足或肾阳虚弱，则鼻易为风寒所袭，表现为多嚏。心分布于两目内眦连线之中点。鼻主嗅觉，需要心经的协助，所以说心主嗅。心主脉，鼻为血脉聚集之处，心的健康与否可以影响鼻的功能。肝分布于鼻梁最高点之下方，两颧连线与鼻正中线的交叉点，心穴与脾穴连线的中点。如果肝出现问题，会在这个位置有所反映。胆分布于内眦之下，肝穴外侧。胆经之气上通于脑，下通于鼻，胆热移脑则可影响鼻，发生鼻渊。

第一节 察 颜 色

《灵枢·五色》指出，五色决于明堂，"明堂者鼻也"。《金匮要略·脏腑经络先后病脉证》总结了明堂五色诊的经验，其原理和原则，与面部五色诊一致。

1. 青色

鼻头色青，腹中疼痛，多因肝逆乘脾，夹肾水之寒，上征于鼻、下征于腹所致。若仅见鼻尖青黄，可能与淋病的有关。若见小儿鼻梁青黑，多提示正气不足，易遭疾病之苦。

2. 赤色

鼻见赤色，多提示脾肺二经有热。鼻头色赤或紫红，多为酒齄鼻，为饮酒过度，邪热熏蒸肺叶，伏留不散，或是肺素有风热，血热入肺所致。鼻下红肿如疮，多为腹中有虫。女子鼻赤大如榆荚，多见闭经。鼻头红多提示肺胃有热；鼻翼发红，多提示胃火重；鼻头发青，多见于脾胃虚寒证；鼻头鼻翼发红，多是糖尿病的征兆。

3. 黄色

鼻头色黄，多为内有湿热，又主胸中有寒，寒则水谷不进，多见便秘不结。色黄病在脾，脾不运化水湿，则湿郁可以化热；若脾阳素虚，则湿邪化为寒饮，所以主胸上有寒。鼻黄黑枯槁，为脾火津涸，黑黄而亮者，为有瘀血。

鼻尖为脾，鼻翼为胃。鼻尖发黄，多提示脾失健运、气血不通，若颜色萎黄，多是脾胃气虚；若颜色枯黄，多是气血枯竭。若颜色暗红并伴有血丝，多为脾胃不和，火热炽盛。

4. 白色

白色提示患有肺病，也主亡血。气虚血亏，不能上荣头面，不华于色，故鼻头可呈现淡白色。

5. 黑色

鼻头色微黑，为有水气，与肾脾两脏有关。男子鼻黑，主大腹痛，此为寒邪伤脾，若其黑连人中，主阴茎睾丸痛，为寒伤肝肾所致。女子鼻黑，提示患有膀胱、子宫疾患，其色散为痛，色聚为积聚。鼻头黑而枯燥，多因房劳。鼻孔燥黑如烟煤，为热毒深重，或为燥热结于大肠，或为火克肺金，或为肺绝之证。鼻孔冷滑而黑，为阴毒冷极、寒水之色。

6. 润枯

鼻头明、鼻根亮、鼻色明润，为无病或病将愈的征兆。鼻色枯槁，死亡将及。鼻孔干燥焦枯为肺绝。

第二节 望 形 态

观鼻形态主要是看鼻的形状、活动以及附属的赘生物等几个方面，有利于在临床上对一些病证进行快速准确地诊断。

一、鼻形禀赋

鼻形丰隆饱满、明堂宽广为长寿之相；鼻形皲缩、明堂窄小提示正气不足，多患疾病。《望诊遵经·诊鼻望法提纲》认为：鼻为肺之合，鼻大者，脏气有余，鼻小者，脏气不足。

二、鼻之形态

1. 鼻肿

鼻部肿起，提示邪气盛。鼻窍红肿，多因体内热盛。鼻肿初起状如粟粒，顶高头尖，根脚坚硬，伴有白疱或红赤疱疹，多为热毒壅肺，宣降失机，气血壅滞所致。鼻肿如瓶，疮头紫暗，疮顶塌陷而无脓，根脚散漫，多为热毒内陷的重证。鼻窍肿胀、糜烂、结痂，或干痒灼热，反复不愈，色紫，多为风热客于肺经，久蕴成疳，以致疳热攻肺，上犯鼻窍。疽生于鼻梁之上，坚硬色紫，多由肺经郁火凝结而成。鼻红肿痛，肿处破后溢出白粉汁的疙瘩，多由肺经血热而致。

2. 鼻息肉

鼻中偶发肿胀窒塞，多为外感风寒或风热，肺气失宣所致；常发则邪气逗留，结成息肉，多由肺胃蕴热、热痰流注所致。

3. 鼻翼扇动

多为呼吸困难的表现，常见于喘证，一般有虚实之分，病位在肺。初病多为六淫邪气壅塞肺窍，以致喘息鼻张。若呼吸急促鼻张，惊恐不安，心绪不宁，多为忧思气郁所致。如久病气喘鼻扇，多属危重，为肺绝之征，尤其是鼻翼扇动，喘而汗出者，多属不治之症。

4. 鼻梁青筋

鼻梁青筋是体质虚弱、脾胃寒凝的征象。小儿鼻头有青筋，多提示惊风，胃中寒。

5. 鼻梁生斑

鼻子皮肤长斑，提示肝胆功能减弱，肝胆经瘀阻严重，常见于脂肪肝、胆囊炎患者。

第七章 人 中 诊

　　人中一词，首见于《内经》。如《灵枢·经脉》曰："大肠手阳明之脉……还出挟口，交人中，左之右，右之左，上挟鼻孔。"另外，人中也被称为"水沟"。鼻气通于天，口气通于地，口与鼻之间这一区域，名曰"人中"，这一特点符合传统文化中"天、地、人"三才之要。鼻气通于天，是指鼻吸气取之于天，呼气还之于天，又借助心肺两脏的鼓盈、膈肌的升降，而形成吐纳之气，与天气作循环，所以也经常将胸廓比喻为天。口气通于地，指饮食水谷都取于地，入于口中，经胃肠消化吸收，精华为人体所吸收，糟粕经二便排出，仍还于地，合于土壤，又复产生水谷以供口腹，与地气作循环往复，所以也将腹腔比喻为地。人中之名，比水沟要雅，所以现今人中多用，而水沟之名不常用。

　　人中位于鼻与唇之间的正中凹沟处，在望诊中主候膀胱、子处。如《灵枢·五色》曰："面王（鼻）以下者，膀胱、子处也。"提示人中主候男女泌尿及生殖系统，而实际人中有着更深远的作用，是预示人体生命功能的重要处所，因此有复苏之效。临床中可以根据人中的形态及大小来判断身体隐在的一些疾病，所以千万不要到急救的时候才想起人中。

　　人中反映肾气、命门的盛衰状况，因此对生机的盛衰存亡有着重要的预测意义。所以，临床诊病中注意观察人中，多能诊断泌尿及生殖系统的相关疾患及机体存在的危重病候。

第一节 察 颜 色

　　正常人的人中整齐端直，略呈上窄下宽的梯形，沟道深浅适中，沟缘清稀均匀、对称，色黄而透红，肌肤丰润，提示生殖器官发育良好、功能正常。

正常情况下，人中色泽与面色一致，当有病变时，可有异常色泽表现于人中部位。人中萎黄，肤松肉薄，多提示脾肾虚弱，阴血不充；人中显现土黄色，多提示脾胃虚寒；孕妇人中隐黄，多提示胎漏下血。

人中色红，多属热病之证；人中下段近唇际处潮红，多见于尿频、尿急、尿痛等泌尿系统感染或急、慢性肾炎；人中下段近唇际处色淡紫，多见于胃痛，如胃、十二指肠球部溃疡；人中隐现紫红色，多属痛经，血脉瘀滞之证。

人中色白，多属寒证，常见于虚寒泄泻（如慢性溃疡性结肠炎）、咳嗽、月经量少、闭经之证。

人中色黑，多见于肾病（如肾病综合征、肾衰竭）；人中时青时黑，提示有肝、肾疾病；人中微黑，多为内热所致；人中色灰暗而失荣，男性多见阳痿、不育、房劳过度、遗精以及泌尿系统疾病，女性多见宫颈炎、附件炎、卵巢囊肿、子宫肌瘤等。

人中呈现暗绿色，多见于严重胆囊炎、胆绞痛、胆结石患者。

人中变浅并呈㿠白色，因肾虚、膀胱气化不利所致；人中先见萎弛，继则变浅而短缩，为肾虚之极，水毒内踞，邪气上蒙清窍所致；若肾病出现氮质血症时，人中多见萎弛之象，转为肾衰竭时，人中反见短缩之征。

第二节　望　形　态

人中不同的形态反映不同的病证，临床根据人中形态诊断泌尿、生殖系统疾病简便易行，易于推广。

一、人中短浅

人中短浅，沟道扁平，多提示女性子宫较小（常为幼稚型子宫），发育不佳，多无内膜增生，宫颈短。若见于男子，多提示睾丸先天发育不良，或阴茎短小，其人性欲较低，不育症的发病率较高。

二、人中平坦

人中浅而窄，多提示后天性子宫萎缩、质硬、活动较差，常表现为妇女经期紊乱，经量逐渐减少而致闭经；若见人中浅而宽，多提示后天性子宫发育不良，或生殖功能低下，或子宫萎缩（多见于老年妇女）。

三、人中狭长

人中沟道狭窄细小，沟缘显著，或中段尤细，上下稍宽，多提示宫体狭长，宫颈细窄，多出现痛经。男性可见包皮过紧或过长。人中长度大于中指同身寸，多提示子宫下垂，沟深者常为子宫后位，浅者多为前倾，宽阔者为有子宫肌瘤。

四、人中倒梨

人中上端宽，下端窄，似倒梨型，提示子宫前位或前屈，常有经行胀痛。

五、双人中

人中沟道中间有凸起纵线、条索或结节，位置不定，看上去像双人中，多提示妇女可能为双子宫、双阴道横隔。

六、人中隆起

人中沟道中有位置及形态不定的增生物，甚至引起沟形改变，多提示宫颈糜烂。一侧增生或变形，提示可能有一侧腹痛或月经不调等症，妇科检查多有附件炎或增厚、子宫肿瘤、息肉、卵巢囊肿等。

七、人中瘀斑

人中有小瘀点及色素沉着，女性多见于子宫肌瘤、卵巢囊肿患者，男性多见睾丸炎、附睾炎、精索炎、前列腺增生等疾患。人中沟道内有晦暗的瘀斑，提示子宫内膜结核、附睾结核、精索静脉曲张等。

八、人中偏斜

人中沟道或一侧沟缘向左或右偏斜（除外先天性、损伤性及神经鼻唇沟变形），多提示宫体偏右或偏左（人中偏斜方向与子宫偏斜方向相反）。

九、人中凹陷

人中沟道边缘可见凹陷圆窝，略呈鞍形，多提示骨盆异常或狭窄，易发生难产。

十、人中八字

人中上端甚窄，下端宽，呈八字形，多提示子宫后倾，常表现经行腰酸腰痛，严重者可影响受孕，多见于体型矮胖之人。

人中形态的变异有的是先天的，如八字形、短浅形、双人中，有的是后天继发的，如沟道隆起型、起疹型。说明由于胎产经带或其他疾病导致妇女生殖系统的生理、病理改变，以及男性病证，均可引起人中形态的变异。

第八章 口 唇 诊

　　口唇诊是以观察口唇各部位的色泽，以及口唇形态的变化，来判断相应脏腑的生理、病理变化的诊病方法。

　　"唇为脾窍，乃脾胃之外候"，如《素问·六节藏象论》中记载："脾……其华在唇四白。"《素问·五脏生成》中记载："脾之合肉也，其荣唇也。"《素问·金匮真言论》中记载脾开窍于口。《灵枢·阴阳清浊》中记载："胃之清气，上出于口。"皆说明口唇与脾胃密切相关。口唇不仅候脾胃，而且与大肠、肝、督脉等都有关系。如《灵枢·经脉》记载："大肠手阳明之脉……还出夹口，交人中。""胃足阳明之脉……还出夹口环唇，下交承浆。""肝足厥阴之脉……环唇内。"《素问·骨空论》中记载："督脉者……上颐环唇。"其他还有任脉、冲脉、肾脉等，其循行与口唇相近，说明口唇与脏腑关系都很密切，故口唇可反映脏腑精气的盛衰，能预知疾病。如《灵枢·经脉》中记载："胃足阳明之脉……还出夹口环唇，下交承浆……是主血所生病者……口喎唇胗。"西医学也认为口唇有丰富的毛细血管，能灵敏地反映内脏的疾患。

　　人的口唇也有各种不同的形状和颜色，这些不同的变化，可以反映全身多个系统和器官的疾病，但主要反映消化系统的疾病。一般来说，上唇观大肠的排泄功能，下唇观胃的消化功能，合并双唇又反映脾的功能，两唇内缘的色泽和唇间的开合反映肝胆的功能。

　　因此，口唇诊在临床诊病中有一定的参考价值。

第一节 察 颜 色

一、常色

　　口唇红润为常人表现，说明脾胃气血充足，血脉调匀。小儿唇红且厚，为脾胃强健，身体健康；妇人唇红且厚，为冲脉旺盛。患者口唇明润而有血色，主生，预示其病易愈；但久病唇红，病属难治。外感病唇色红润，为热邪未传变入里。

二、病色

1. 深红

唇色深红主热证，深红且暗为热邪较盛。唇赤肿而干为热极，深红而干为热盛伤津。上下唇皆红为心热，上唇红，下唇白，多为心肾不交；唇深红且伴有寒热咳喘，多为肺热；唇舌鲜红，腮红发热，目光微醉且含泪，咳嗽喷嚏，指梢冰冷，为将发痘疹之兆。若见唇如樱桃红色，多为煤气中毒。

2. 淡红

唇色淡红主虚证、寒证。唇淡而唇四白处绕起白晕，多为亡血之兆；唇白而食少喘咳，多为脾肺气虚；妊娠妇女见唇白，多为气血不足，或有难产。唇白肢冷，朝食暮吐，多为寒吐；唇面清白，下痢喜暖，多为寒痢；唇色或红或白，胃痛时作时止，频吐清涎，多为蛔虫扰动；唇无血色，伴下痢不止，多为脾疳，为不治之症；唇白如枯骨，多为死证。产妇口角白干，为病邪将至。

3. 青黑

唇色青而淡主寒证；淡白而黑为寒甚；青而深主痛证。口唇俱青黑，多为冷极。唇紫，多为胃气虚寒。口角紧闭，口唇青黑，舌体萎缩，多为小肠虚寒；口角紧闭，口唇发黑，四肢痿软无力，且大便溏泄无度，为脾胃虚寒重证；口唇青暗，额头发黑，为气血大亏，冷气所乘；突然昏厥，口唇青黑，伴全身发冷，为病邪已入脏腑。

4. 五色杂见

《灵枢·卫气失常》指出："唇色青黄赤白黑者，病在肌肉。"内分泌系统疾病常致色素沉着，可五色杂见。《望诊遵经·诊唇气色条目》认为："笑而伸，伸而反忧，热而且狂，闷乱冒昧，言多谬误者，此心已伤，若口唇正赤可疗，青黄白黑，不可疗也。"

第二节 望 形 态

一、唇形与禀赋

中医学认为，脾其华在唇。口唇的特征能反映体质的禀赋特征。据《灵枢·本脏》记载："揭唇者脾高，唇下纵者脾下。唇坚者，脾坚；唇大而不坚者，脾脆。唇上下好者，脾端正；唇偏举者，脾偏倾也。"主要意思：口唇栅起而外翻，提示脾脏位置偏高。口唇低垂而纵缓，提示脾脏位置偏低。口唇坚实，则脾脏坚实。口唇大而松弛，脾脏脆弱。口唇上下端正、匀称，脾脏端正。口唇不端正而一侧偏高，脾脏偏斜。这说明口唇内应于脾脏，口唇的形态和体内脾脏的先天禀赋有关。因此，从口唇的形态能够看出脾脏和其他脏腑的相关病变。

二、唇形主病

《望诊遵经·诊唇望法提纲》中说："唇肿者，病气实，唇痿者，形气虚；唇短缩者，脾伤，唇不收者，脾病；唇烂者，阳明之证，唇反者，太阴之终；唇焦干者，病在肉，唇枯槁者，病在脾；唇疮者，邪从外解，唇裂者，毒从内发。"临床上，唇肿、唇痿又各有虚实，应当根据具体情况而定。若全口唇红肿且伴有疼痛，多为肌肉热甚；上唇厚大而下唇细小，多为腹胀；唇舌皆肿大，便溏并见带血，尿血且足部肿胀，多为肉绝；若唇肉缩小，好像对人微笑，多为腹中痛，或膈间热盛；唇萎黄、皱缩，津液外流，多为脾阳虚证；虚劳患者，若见口唇收缩且露齿，多为死证。若见口唇外翻且无纹，多为脾气衰败；口唇焦燥干枯，病位在脾，多为津液不足；若下唇焦枯，多为小肠热盛熏蒸；呕吐酸水，且心胸胀满，口唇焦黑，多为脾劳。口唇干焦可能是肺痿、大肠虚冷、血虚不足、妇人带下等病，多因阴液或津液不能上承，致使津液受损，应当结合其他临床表现加以诊断。若见口唇突然变干，可能是脾胃热盛，其气将绝。若见口唇破裂，多为燥热伤津，也可见于药物或食物等中毒。

三、口唇疾患

口唇内生白色小疱，溃后呈白色或淡黄色小溃疡，周围红肿，多为口疮。若见烂斑满口，颜色鲜红，多为心脾积热上蒸于口所致，为实证；若见满口白斑微点，颜色淡红，多为阴虚火旺，心肾不交，虚火上攻，或中气不足，阴火内生所致，为虚证。口疮严重，满口糜烂，颜色鲜红疼痛，为口糜，多因阴虚火旺，脾经湿热内郁，致使邪热熏蒸胃口而致。若见小儿口内白膜漫布，状如鹅口，为鹅口疮，多因心脾二经热盛，或胎中伏热蕴积，上攻心脾所致。若见口角处出现形如米粟的肿物，颜色紫而坚硬如铁，肿甚麻木痒痛，为锁口疔，多因脾胃心经火毒所致。

四、口形动态

《望诊遵经·诊口形容提纲》提出以"张、噤、撮、僻、振、动、颏落、口啮"等为望口唇动态的提纲。张口不闭主虚证，噤口不开主实证；撮口上下皱缩攒聚，为邪正交争，正衰而邪胜；僻则左右缓急而口歪，为经筋相引，急为正，缓为邪；振者寒栗鼓颔，乃阳明之虚；动者其口频频开合，缘于胃气之绝；颏落者似张而颏不能合，乃颊车不收，下颌关节脱臼，病在阳明之经筋经脉；口啮者似动而齿不频开，乃肾脏将败，病达胃腑之经。

若见目瞪口呆，有惊恐之状，为气血分离；若见口角全开，牙齿枯燥，为中暑昏迷。若见牙关紧急，口噤难言，常见于痉病、卒中风、肝风内动等，为外感风寒中于阳明经，或寒邪直中入里，或里热壅盛生风，或阴亏血虚、筋脉失养所致。

若见口眼㖞斜，为足阳明之病，有寒则急，有热则缓，经筋相引，㖞僻不遂。若见口角瘈动，多为肝风内动，或脾虚生风，常见于温病热极生风或亡阴虚风内动，也可见小儿慢脾风；口唇颤动不能自禁，多因血虚风燥引起，或是脾虚血燥，唇失濡养，或胃火夹风，上扰口唇所致。若见小儿喜咬爪甲，多为疳病有虫。小儿口中流涎，多因脾胃虚寒、津液泛溢所致；成人口角流涎，有风中于络，或风痰上涌，致口歪而不能收摄；有脾虚湿盛，气虚不能摄精；有脾胃热蒸，上迫廉泉而津液外溢等原因。唾液较多，多为脾胃虚寒或肾虚水泛；大病瘥后频繁喜唾，多为胃中有寒。

第九章　舌　　诊

舌诊是最具中医特色和代表性的诊断方法之一，历代医家都对其颇为重视，并在中医长期的临床实践中形成了很多独特的理论，如舌面脏腑分属理论、舌苔理论等，对临床舌诊应用起到了重要的指导作用。望舌是通过观察舌质和舌苔的变化，了解机体生理功能和病理情况的诊察方法，是望诊的重要内容，是中医诊法的特色之一。

五脏六腑直接或间接地通过经络和舌相连。《灵枢·经脉》指出："足厥阴气绝……厥阴者，肝脉也，肝者筋之合也……而脉络于舌本也。""脾足太阴之脉……连舌本，散舌下。""肾足少阴之脉……循喉咙，夹舌本。""足太阳之筋……其支者，别入结于舌本。""手少阴之别……系舌本。"元代危亦林以《黄帝内经》为基础，临证发挥而著《世医得效方》。书中提出："心之别脉系于舌根，脾之络脉系于舌旁，肝脉络于舌本。"这种脏腑分属的论断，被中医界普遍认可，一直沿用至今。

舌质的血络最为丰富，与心主血脉的功能有关，因此舌象首先可以反映心的功能和状态。而心为五脏六腑之大主，主宰全身脏腑气血的功能状态，所以全身脏腑气血的疾病，必然通过心而反映于舌。

舌的味觉，可以影响食欲，与脾的运化功能和胃的收纳功能有关。因此，舌象异常也能反映脾胃功能的状态，而且也代表了全身气血津液的盛衰。因此无论是大病（例如癌症、心梗等），还是小疾，都能在舌上准确地反映出来。

综上所述，舌与脏腑气血津液有十分密切的关系，其变化与体内的各种变化同步，所以有人把舌象比作反映内脏变化的"镜子"。临床实践证明，凡体质禀赋的强弱、正气的盛衰、病情的浅深、预后的吉凶，均能客观地从舌象上反映出来，为医生临床诊断提供重要依据。

第一节 观 部 位

一、舌与经络脏腑的对应关系

清代医家对舌面的脏腑分属进行了具体阐释，沈光月在《伤寒第一书》中指出："伤寒治法，虽凭脉证以为准，而尤重察舌苔以分经。如舌之尖属心经，中心至根属肾经，两旁肝胆，四边属脾经。铺面白苔是肺经，满舌皆是胃经，又舌尖是上脘所管，中心是中脘所管，舌根是下脘所管。"吴坤安的《伤寒指掌》也应用此观点，但不再言归经，而是直接归属于脏腑："满舌属胃，中心亦属胃，舌尖属心，舌根属肾，两旁属肝胆，四畔属脾。又舌尖属上脘，舌中属中脘，舌根属下脘。"陈修园《医医偶录》对脏腑分属进一步简化，精辟地指出："舌尖主心，舌中主脾胃，舌边主肝胆，舌根主肾。"（图9-1）这种脏腑分属的论断，被中医界普遍认可，一直沿用至今。

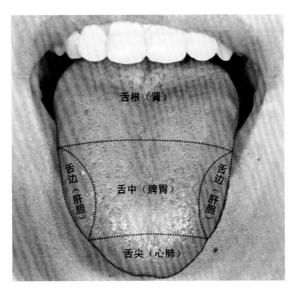

图 9-1 舌部位对应脏腑分区图

二、舌面脏腑分属辨证

根据舌面脏腑分属，舌面的某个部位颜色形态出现异常，提示相应脏腑发生病变。

舌尖红提示心肺热盛，临床可见口干心烦，易怒失眠，紧张汗出等症；舌尖瘀点瘀斑提示气滞血瘀，临床可见胸闷气短，心前区疼痛等症；女性舌尖红点瘀斑，多提示患有妇科疾病，如乳腺增生、月经不调、痛经等。

舌中部苔腻，提示中焦湿热，临床表现出脘腹胀满，食欲不振，口黏口苦，身体沉重，大便黏滞不爽或大便溏泄等症；舌中部出现地图舌时，易见口干欲饮，时有泛酸，消化不良，口腔溃疡，胃痛胃胀等；舌中部出现舌红无苔时，可见胃脘烧灼，口干舌燥，口渴冷饮，心烦不眠，大便干燥等症。

舌根部苔腻，易见腰部酸困，下肢沉重，小便不爽，大便黏滞等；舌根部苔剥脱时，则心烦失眠，腰部酸痛，口干引饮。

舌两边紫暗，易见情绪不舒，急躁易怒，两胁胀满，妇女多见烦躁易哭，月经不调，或见更年期综合征。舌两边苔腻时，易见肝胆湿热之症，口苦口黏，食欲不振，两胁胀满不舒。

第二节 察 舌 质

舌质又称舌体，即舌的肌肉和经络组织。正常人的舌质特点：颜色淡红，红活鲜明；形质柔软，干湿适中，运动灵活，伸卷自由；舌下脉络不粗张，脉络无瘀点。

望舌体主要观察舌体的颜色、形质、动态和舌下脉络4个部分。临床上，舌体的颜色可分为淡白、淡红、红色、绛色、紫色、青色6种；舌体的形质包括苍老、娇嫩、胖大、瘦薄、点刺、裂纹、镜面、齿痕舌等；舌体运动状态包括强硬、歪斜、痿软、颤动、短缩、吐弄等。

一、观舌质颜色

观舌色即观察舌质的颜色，不同的舌质颜色代表体内不同的病变。舌质颜色一般可分为淡白、淡红、红、绛、紫、青几种颜色。其中，淡白、淡红、红、绛是红色由浅淡到深浓的几个档次；淡紫、紫、青是红色成分减少、青色成分增多的由浅入深的颜色变化。除淡红色为正常舌色外，其余舌色都为病色。

070

1. 淡红色

淡红舌为正常舌象或气血虚证舌象。舌体颜色白里透红、不深不浅、淡红适中是气血上荣的表现，说明心血充足，阳气布散正常，为正常舌色。但是，若见红光外露，即使淡红也提示病证。若见全舌无苔，颜色浅红，多为气血亏虚。

2. 淡白色

淡白舌比正常舌色浅淡，红色偏少而白色偏多，称为淡白舌。主气虚、阳虚或失血。病症主要有贫血、水肿、微循环障碍。

舌色淡白，舌体胖嫩，舌边有齿痕，舌面湿润多津，多为阳虚寒湿内盛；舌色淡白，干枯少津，甚则舌面毫无津液，多为阳虚不能化津液，或阳虚不能输布津液；舌体淡白光莹，舌面光滑无苔，多为脾胃之气衰败，气血两虚的表现。

3. 红色

舌色鲜红，较淡红舌为深，称为红舌。多属热证，虚热证或实热证。舌红苍老坚敛，或起芒刺，或苔厚而黄或灰黑而干，属实热证；舌胖嫩少苔而红，或有裂纹，或光红无苔，多为虚热证。

舌尖红，提示心肺有热，可见于口舌生疮，失眠。舌中部红，提示脾胃有热，见于长期饮白酒，食用过烫的食物及茶水。舌两边发红，提示肝胆热盛，肝阳上亢，见于肝胆炎症急性发作，或性格急躁、高血压病、脑中风。舌根部发红，提示下焦有热，见于肾及泌尿系统急性炎症、急性肾盂肾炎等。

4. 绛色

绛色为深红色，较红舌的颜色更深浓。主热极，或热入营血证。舌绛而舌中心干燥，提示心胃火盛，耗伤津液；舌绛而舌体干燥，是火邪入营血；舌绛而颜色光亮，多是胃阴耗竭；舌绛而上有黏腻，似苔非苔，为秽浊之气上盈于舌所致。舌色老绛而湿润多津，在外感病中，多属热入营血而湿热内蕴，在内伤病中，为阴虚火旺，且体内素有痰湿。如果舌色红绛少津，在外感病中为营热伤津，在内伤病中为阴虚火旺或心火亢盛。舌绛红而光莹提示胃肾阴亏已极。

5. 紫色

紫舌多由血液瘀滞所致，或因于寒，或因于热，或因阳气虚弱，或因酒毒、食积、痰饮、湿热等，以致血行不畅，瘀而为紫色。紫舌多为心肌梗死、脑梗死、糖尿病晚期等危重疾病患者的舌象。

舌紫干涩多为肾阴不足。舌紫燥唇焦，大小便不通，多为阴中兼阳；舌紫如猪肝，枯晦无津，提示肾液枯竭；舌紫兼见痢疾，提示胃阴已竭；舌苔顿去，紫如猪肝，多为元气下泄，胃阴已绝。全舌紫色，提示五脏热极。若内热熏蒸，误服温补，酒食湿滞，也可见紫舌。舌色紫而舌体肿大，多为湿毒熏蒸。舌紫而干晦，为肝肾之色上泛，属危证。舌色呈绛紫色，提示酒毒内蕴，血气壅滞。舌色淡紫带青，提示寒凝气滞血瘀。舌暗紫而燥，多为邪热深重，津枯血燥。舌暗紫而润，预示体内素有瘀血，且邪热入营血，瘀热搏结，以致舌色暗紫。舌暗紫而兼秽垢，多为温热夹湿、蕴结于血分所致。

6. 青色

舌色如皮肤暴露之"青筋"，全无红色，称为青舌，古书形容如水牛之舌。主寒凝、瘀血、气滞等，或者提示体内中毒。全舌青色，多见于阴寒证，为寒邪直中肝肾，阳郁不宣；舌边青色，但漱水不欲咽，多为内有瘀血。

年轻女孩若见青紫舌，多为寒凝气滞，易出现畏寒、痛经，且经血中兼夹血块；中老年人出现青紫舌，多因血管硬化，血脉瘀阻；一些肿瘤患者也会出现青紫舌。

口唇青紫，青紫舌、舌下脉络青紫，瘀点连接成片，提示全身血脉瘀阻比较严重，全身血管内部大量斑块形成。

二、观舌体形质

舌体形质有苍老、娇嫩、胖大、瘦薄、点刺、裂纹、镜面、齿痕舌等。

1. 苍老舌

苍老舌一般指舌质纹理粗糙，形色坚硬的舌象。由于邪气旺盛，正气不衰，所以舌质坚硬苍老。苍老舌一般属实证，多因邪热亢盛，气血壅实于上，正邪剧争，以致形色坚敛。舌色青而苍老，多为肝胆两经邪盛；舌黄而苍老，为脾胃两经邪盛；舌赤而苍老，为心与小肠邪盛；舌白而苍老，为肺与大肠邪盛；舌黑而苍老，为肾与膀胱邪盛。舌质老而焦紫，多为肝肾阴竭的危证；舌心绛干而老，乃胃热上灼心营，舌尖绛干，为心火上炎的表现。

2. 娇嫩舌

娇嫩舌为舌质纹理细腻，色泽娇嫩，形体浮胖的舌象。多因气血亏虚，不充形体，或阳虚生寒，导致体内水湿不化，致使舌体浮胖娇嫩，多主虚证。舌青而浮胖娇嫩，为肝胆气虚；舌干燥而胖嫩，为肝胆阴阳两虚；舌胖嫩而滑，不论何种颜色，为虚寒之证；舌黄而娇嫩，为脾胃气虚；舌黄燥胖嫩，为脾胃气血两虚；舌黄润胖嫩，为脾胃中气虚寒；舌赤而嫩，多为心与小肠气虚；舌干燥而胖嫩，为气血两虚；舌滑润胖嫩者，为心与小肠火气大亏；舌白而胖嫩，为肺与大肠气虚；舌体圆大胖嫩，形质红润，多属心经虚热。

3. 胖大舌

舌体较正常肥大，轻则厚大异常，重则涨塞满口，不能缩回闭口，称为胖大舌。胖大舌主要由水饮痰湿阻滞引起，也可能因热毒、酒毒所致。

舌体淡白胖大，舌面水滑，提示脾肾阳虚，津液不化，水饮内停；舌体淡红或红赤胖大，舌面有黄腻苔，提示脾胃湿热，或心胃热盛；舌体红绛胖大，提示心火上炎、热毒上壅；舌紫而肿，提示邪热入血，夹酒毒上冲；舌色鲜红肿胀，常因心胃之热使血气上壅所致；舌肿而紫暗发青，兼口唇青紫肿大，多因中毒而引起的血瘀。总之，肿胀主病主要有三：一是血热上壅，一是酒毒冲逆，一是中毒血瘀。

4. 瘦薄舌

舌体瘦小枯薄，称为瘦薄舌。多由心脾两亏，气血阴液不足，不能充盈舌体所致。舌肉属心脾，心脾虚则舌瘦瘪；舌淡白瘦瘪，为阴阳两虚，气血不足；舌红绛而瘦瘪，为阴虚火旺。舌瘦薄，枯萎无津，或色晦暗，预后不良。

5. 点刺舌

舌面有鼓起的小点或软刺，不仅增大，而且逐渐形成尖锋，摸之棘手，称为点刺舌。点刺多见于舌的边尖部分，以红点为多。点刺无论颜色如何，都因热毒深入血分或热毒炽甚所致。

6. 裂纹舌

裂纹舌指舌面上有深裂、浅裂以及各个不同方向的裂沟和皱纹。裂纹舌多提示热盛伤津，血虚不润。裂纹舌伴舌体红赤，舌面有黄厚苔，多为脏腑实热。舌绛无苔，舌面裂纹，为阴虚液亏之征。舌苔出现裂痕比地图舌病情严重，预示可能有以下疾病：胃及十二指肠球部溃疡、出血，糜烂性、出血性胃炎，萎缩性胃炎，萎缩性胃炎伴肠上皮增生、肠化。

7. 镜面舌

舌苔剥脱殆尽，舌面光滑如镜，称为镜面舌。主胃阴枯竭、胃气大伤。舌淡白而光莹，为脾胃损伤，气血两亏已极；舌红绛而光莹，为水涸火炎，胃肾阴液枯竭。

8. 齿痕舌

舌体边缘有牙齿压迫的齿痕状痕迹，称为齿痕舌。多由脾虚不能运化水湿，湿阻于舌而致舌体胖大，受齿列挤压形成齿痕。齿痕常与胖嫩舌同见，主脾虚、水湿内盛证。舌体淡白而舌边有齿痕，多为寒湿壅盛；舌体淡红而舌边有齿痕，多为脾虚或气虚；舌红而肿胀满口，舌边有齿痕，多为湿热痰浊壅滞。

三、观舌体神态

舌神主要表现在舌质的荣润和灵动方面。《景岳全书》首先提出舌神之说，认为舌质灰暗为无神，质地红活为有神。《辨舌指南·辨舌之神气》主要通过荣枯来辨舌神，指出："荣者，有光彩也，凡病皆吉；枯者，无精神也，凡病皆凶。"可见舌神之有无，反映脏腑、气血、津液之盛衰，也关系到疾病预后的吉凶。而舌神的关键在于荣枯。荣指荣润有光彩，质地红活，运动灵敏，富有生气，是谓有神；枯指干枯而灰暗无光，死板而毫无生气，运动失灵，是谓无神。

从舌头自身的灵活度，我们能看出一些很重要的健康问题。常见的异常舌态有以下六个方面。

1. 强硬舌

强硬舌指舌体不柔和，板硬强直，卷伸不利，不能灵活转动。主热入心包、高热伤津或风痰阻络。舌体强硬而舌质深红，伴有高热，为热入心包，或高热伤津；舌体强硬伴有舌胖苔厚腻，为痰浊内阻；舌体强硬兼见舌质淡红或青紫，伴有口眼歪斜，为中风或中风先兆。总之，舌体强硬在外感病中出现，多为热盛伤津而动风；在内伤病中出现，多为中风入脏或胃气将绝。

2. 歪斜舌

歪斜舌为舌体不正，伸舌时偏歪一侧。多主肝风夹痰，或痰瘀阻滞经络。歪斜舌多与口眼歪斜、肢体偏瘫同时出现。舌体偏歪，舌质紫红，来势急骤，为肝风发痉；舌偏歪，语言不利，伴口眼喎斜，半身不遂，为中风病；单见舌体歪斜,多是中风先兆。

3. 痿软舌

舌体软弱,无力屈伸,痿废不灵,称为痿软舌。多因气血亏虚严重,阴液亏损,以致筋脉失养,舌体痿废。舌淡白痿软,多由心脾气血虚极,肌肉失于濡养而致;舌绛干痿软,是肾阴已竭之危候;舌红绛痿软,多是热极伤津,或阴虚火旺。舌红痿软难言,是心脾虚弱,营卫不足;舌绛红而光,提示阴亏已极;舌痿人中满唇反者,为脾经气绝。

4. 颤动舌

舌体不自主的震颤抖动,动摇不宁,成为震颤舌。主气血虚衰,热极生风,肝阳化风证。病久而舌体颤动,舌色淡白或淡红,为气血两虚动风;外感热病而舌体颤动,舌色深红,或红绛少津,为热极生风;内伤杂病,舌鲜红而舌体颤动,为阴虚肝风内动。

5. 短缩舌

舌体卷短,紧缩而不能伸长,称为短缩舌。其成因可概括为以下四个方面:寒邪内侵,以致寒凝筋脉,收引挛缩,可见舌短淡白,或青紫湿润;痰湿内阻,肝风内动,风邪夹痰,梗阻舌根,而致短缩,舌多胖而苔黏腻;热盛伤津,筋脉失濡而燥,燥热生风,筋脉拘挛,可见舌深红干燥而卷短;脾肾衰败,气血俱虚,舌体失于濡养温煦,可见淡白胖嫩而短缩。

6. 吐弄舌

舌头常伸出口外,为吐舌;舌如蛇舐,上下左右,伸缩动摇,或舌微出口外,立即收回,称为弄舌。二者合称吐弄舌,是因心、脾二经有热所致。心热则动风,脾热则耗津,以致筋脉紧缩,干涩不舒,故时时吐弄,以舒缓之。临床上,吐舌多见于疫毒攻心或正气已绝,弄舌多为动风先兆,或见于小儿智力发育不全。

第三节 望 舌 苔

舌苔由胃气熏蒸所致。正常舌苔为薄白苔,隐隐可见舌体。通过观察舌苔的颜色与苔质,能够判断疾病的正邪深浅及预后转归。

一、观舌苔颜色

1. 白苔

白苔一般主肺与大肠病，主表证、寒证。就五行而论，白色属肺与大肠，就临床实际而论，则肺主皮毛，主宣发卫气于表，大肠与肺相表里，外邪侵袭，无论是从皮毛而入，还是从口鼻而入，肺与大肠总是首当其冲。

2. 黄苔

黄苔主脾胃病，主里证、热证。一般而言，邪热熏灼，苔现黄色，淡黄热轻，深黄热重，焦黄为热结。外感病舌苔由白转黄，提示表邪入里化热，在伤寒为阳明病，在温病为气分证。但是黄苔也可见于表证或虚寒证，如薄白中带淡黄苔，可见于风热表证或风寒在表化热；若淡黄较厚，则多为胸脘湿热，气滞不宣；若舌淡胖嫩，苔黄滑润，则可能为阳虚水湿不化。

3. 灰苔

灰苔即浅黑色苔，常由白苔晦暗转化而来，或与黄苔同时出现。灰苔湿润，多为痰饮内停，寒湿内阻；苔灰而干，多属热炽伤津，见于外感热病，或为阴虚火旺，见于内伤杂病；邪热传里、传染病、蓄血等往往可见灰苔。另外，舌灰目黄，提示湿中生热；屡经汗下，灰黑不退，脉虚无力，为汗下太过伤阴。

4. 黑苔

黑苔较灰苔色深，多由灰苔或焦黄苔发展而来，常见于疾病的严重阶段，但吸烟者见之，又当别论。总之，黑苔燥裂，或生芒刺，为热极津枯；苔黑滑润，多属寒盛阳衰。灰黑色为黑中带紫，提示邪热在三阴经；淡黑色为黑中带白，多属寒湿在里。

二、观舌苔苔质

苔质指舌苔的形质，又称为苔垢。包括厚薄、润燥、腐腻、剥落、化退以及扁平苔藓等。

1. 厚薄

苔质的厚薄，以"见底"和"不见底"为标准。透过舌苔能隐隐见到舌体的为"薄苔"，不能见到舌体的为"厚苔"。由胃气熏蒸所生之苔，必薄而均匀，或中根部稍厚，此为平人；由病邪秽垢之气上溢所生之苔垢，多是厚苔，故苔之厚薄，可测正邪盛衰及病变的深浅轻重。中医认为厚苔由胃气夹湿浊邪气熏蒸所致，主邪盛入里或内有痰饮湿食积滞。薄苔属正常，或主表证、虚证。

2. 润燥

正常舌象舌面润泽、不滑不涩、干湿适中。若水分过多，苔湿而滑利，为滑苔，主寒湿。若望之干枯，扪之无津而涩，此为燥苔，主伤阴亏津。滋润是胃津肾液上承的表现；水滑是有湿、有寒的反映，因上、中、下三焦阳气衰少，不能运化水湿，以致为痰为饮，随经脉而上溢于苔。

3. 腐腻

舌苔厚而颗粒粗大疏松，形如豆腐渣堆积舌面，揩之可去，称为腐苔；舌苔质颗粒细腻致密，揩之不去，刮之不脱，上面罩一层油腻状黏液，称为腻苔。舌苔腐腻，为实证，主痰湿。

4. 剥脱

舌苔剥脱不全，斑斑驳驳，称花剥苔，主胃气阴两伤；舌苔不规则，大片剥脱成地图样，称为地图舌，提示胃阴不足，或高热之后，过量服用抗生素。全苔剥脱，光洁如镜，称为镜面舌。若淡白而光莹，是脾胃损伤，气血两亏已极；若红绛而光莹，是水涸火炎，胃肾阴液枯竭。

5. 扁平苔癣

扁平苔癣，中医又叫"紫癜风"，近年来发病率有增高趋势。本病主要表现为舌局部出现白色斑点、斑片或斑块，舌乳头萎缩，局部出现癣一样的区域。本病多因阴血不足，脾失健运，运化不足，又感受风邪，风湿客于肌肤腠理，凝滞于血分或因肝肾不足、阴虚内热，虚火上炎于口而致。口腔黏膜部位出现的扁平苔癣有癌变的可能，有统计显示癌变率高达 10%。

第四节　诊舌下脉络

舌尖翘起，在舌系带两侧，隐隐可见两条青紫脉络，为舌下络脉。观察舌下脉络的变化，是中医舌诊重要的组成部分。由于舌下脉络清晰，没有皮肤覆盖，故容易了解到人体血氧饱和度、血液黏稠度、血液充盈度等相关状态，并由此初步判断身体的患病情况。舌下脉络长短度以整个舌体纵行两段分之，不及 1/2 者为短，超过 1/2 者为长；其粗细多认为大络脉管径 2mm 以内，超过者为粗，不足者为细。舌下脉络色青紫或青黑，形态增粗怒张，扭曲，分叉较多，属瘀血，或寒凝血瘀，或血热血瘀，或气滞血瘀。具体有以下四种情况。

一、舌下脉络紫暗

舌下脉络的颜色紫暗，年龄在 45 岁以上，提示患者有动脉硬化。而且随着紫暗程度的加重，其动脉硬化的程度也相应加重。此时患病的主要脏器在心和肺。如紫暗程度较轻，同时伴有眩晕、头痛、目昏及记忆力减退等，可能患有脑动脉硬化或眼底动脉硬化。

二、舌下脉络怒张

舌下脉络除具有颜色紫暗的特征之外，同时呈现怒张屈曲之表现，提示患有高血压、动脉硬化。舌下脉络凸出舌体之外，如蚯蚓状，提示病情较重，要特别注意血压是否正常，或体内是否蕴含良性或恶性肿瘤。

三、舌下脉络结节

舌下脉络有结节，大小如谷粒，具有颜色紫暗特征，多见于动脉硬化伴心律失常患者，多因心气不足或气阴两亏所致。

四、舌下脉络水肿

舌下脉络色暗，兼有水肿，多因脾、肺、肾三脏功能失司、水湿泛滥，提示动脉硬化。

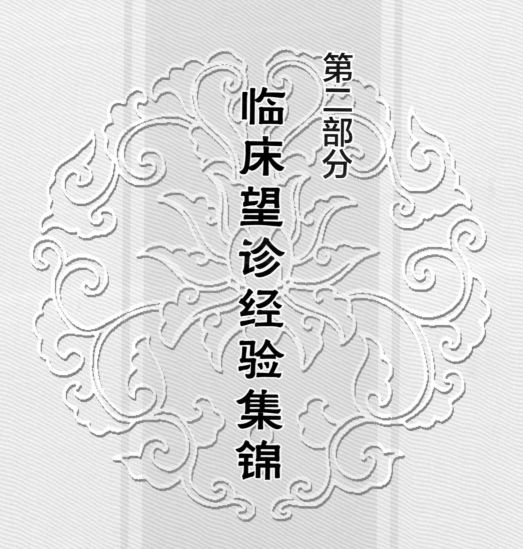

第二部分

临床望诊经验集锦

第十章 经验集锦

第一节 手 诊

1. 大鱼际色红，凹陷，伴有皱褶

某男，83岁，大鱼际色红，凹陷，伴有皱褶（图10-1，图10-2）。患有高血压病，脑出血，心肌梗死（心脏搭桥术后），心脏瓣膜置换术后8年，糖尿病38年。7年前就诊时，患者胸闷气短，全身乏力，双下肢浮肿，大便干燥，收缩压190~200mmHg，舒张压110~120mmHg，证属气阴两虚，心脉瘀滞。经中药益气养阴、活血通脉治疗，症状稳定，改服胶囊。7年来，病情稳定，无明显不适。

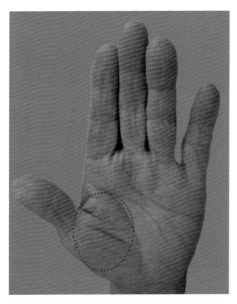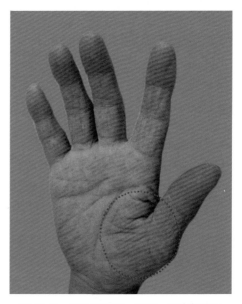

图10-1 大鱼际色红，凹陷，伴有皱褶1　　图10-2 大鱼际色红，凹陷，伴有皱褶2

2. 拇指与食指掌横纹青筋

某女，25岁，拇指与食指中间，虎口往上的掌横线上，有一条青筋（图10-3）。平素身体健康，没有明显不适。2013年4月30日突感头晕头痛，猝然昏迷，CT检查：先天性脑血管畸形，烟雾病，脑出血。发病后第2天，昏迷伴有高热，告知家属给其灌服安宫牛黄丸，每天1丸，温开水化服，连服3天，20余天后清醒，未遗留肢体障碍，语言流利，思维敏捷如前，自感头晕，视力偏盲，眼珠活动受限，活动后头晕加重。急性期，热入脑室，迫血妄行。经凉血止血、芳香开窍之法治疗，神志清楚，病情稳定，恢复期经中药健脾和胃、软坚散结及针灸疗法，目前状态良好，无不适之症。

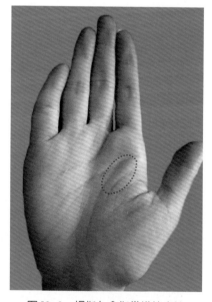

图 10-3　拇指与食指掌横纹青筋

3. 大小鱼际丰满

某男，45岁，双侧大小鱼际丰满，色红，隆起（图10-4）。脑出血及心脏支架术后半年。自感头晕乏力，胸闷胸痛，下肢怕冷浮肿。证属心肾阳虚，脉络瘀滞。经调肾之阴阳、疏通经脉之法治疗，下肢浮肿消失，怕冷明显减轻，目前无明显不适。

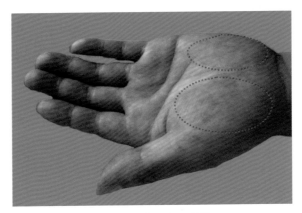

图 10-4　大小鱼际丰满

4. 大小鱼际扁平

某女，22 岁，大小鱼际扁平，肌肉变软（图 10-5）。患者自感头晕头痛，食后腹胀，四肢发凉，痛经，腰腹部发凉较甚，大便溏薄，身体乏力。证属脾肾阳气不足，血脉运行不畅。治宜温补脾肾，调畅气机。经调治月余，头晕头痛消失，精神转佳，大便正常，仍感怕冷。

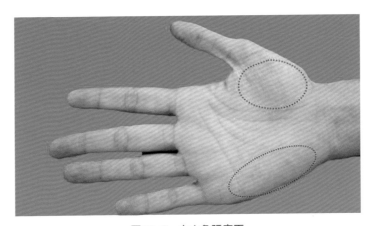

图 10-5　大小鱼际扁平

5. 大鱼际发青伴皱褶

某男，48 岁，大鱼际发青，有 3~4 个皱褶（图 10-6，图 10-7）。患有心肌梗死半年，心脏放了 7 根支架。胸闷胸痛，头晕头痛，气短乏力，入睡困难，下肢怕凉。证属心肾阳虚，心脉瘀阻。经温阳补肾、活血通脉法治疗，胸闷胸痛，头晕头痛、下肢怕冷症状明显缓解，仍感乏力，睡眠欠佳。

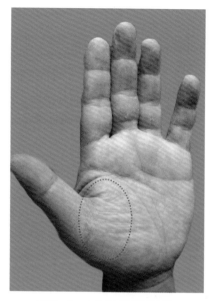
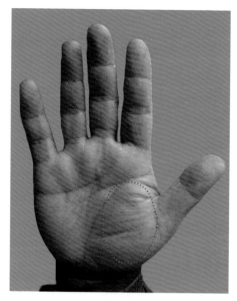

图 10-6　大鱼际发青伴皱褶 1　　　　图 10-7　大鱼际发青伴皱褶 2

6. 大小鱼际发红

　　某男，62 岁，大小鱼际发红，有点状、片状的小红点（图 10-8）。患有高血压、糖尿病、痛风、失眠。自感口干口渴，下肢关节疼痛，大便干燥。证属湿热内盛，热结大肠，经中药清热利湿、润肠通便之法治疗 3~4 年，病情明显缓解，血压恢复正常，痛风未曾大发作。

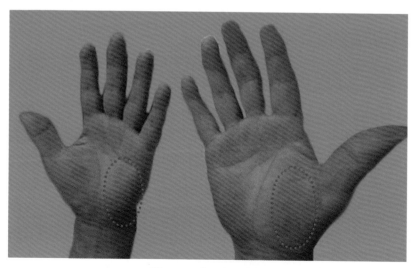

图 10-8　大小鱼际发红

7. 小鱼际有片状的红点

某女，57 岁，小鱼际色红，有片状的红点，色深，有的连接成片（图 10-9）。胃镜检查：萎缩性胃炎伴糜烂，局部肠化；胆汁反流性胃炎。患者胃痛腹痛，胃部灼热，情绪急躁，大便干结，食后痛甚。证属肝气犯胃，郁而化热。经中医疏肝理气、和胃止痛之法治疗，胃痛等症减轻，大便通畅，遇情绪刺激病情反复。

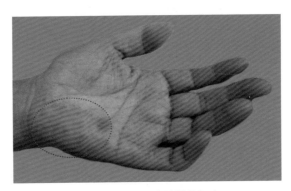

图 10-9　小鱼际有片状的红点

8. 手掌中焦出现结节

某男，61 岁，手掌中焦出现结节（图 10-10），逐渐长大，手掌色黄。自感胃痛胃胀，胃部发凉，大便不畅。胃镜检查：胃癌。证属寒凝中焦，气机不畅。经温经散寒、理气止痛之法治疗，胃痛胃胀减轻，大便通畅，仍感胃部发凉。

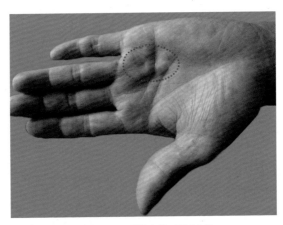

图 10-10　手掌中焦出现结节

9. 小指弯曲

某女，68岁，小指弯曲（图10-11）。患者腰酸腰痛，小便频繁，气短乏力。证属肾气不足，膀胱失约。治宜补肾益气，升举阳气。经中药治疗，自感腰酸腰痛、气短乏力减轻，白天小便正常，夜间尿频。

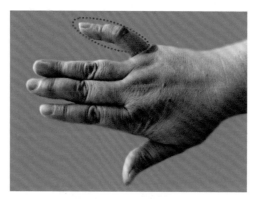

图10-11　小指弯曲

10. 十指末端较粗

某女，62岁，十指末端较粗（图10-12，图10-13）。患者心悸气短，胸闷憋气，手指关节疼痛，遇冷加重。证属心肺气虚，经脉瘀滞。治宜补益肺气，通经活血。经中药治疗2~3个月，心悸气短、胸闷憋气减轻，手指关节遇冷仍感疼痛。

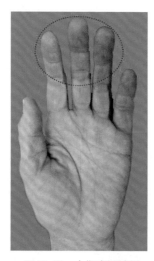 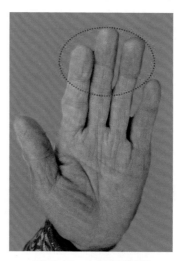

图10-12　十指末端较粗　　　　图10-13　十指末端较粗

11. 全手掌发红

全手掌发红易患脑中风及高脂血症。证属肝阳上亢，热扰心神。治宜清肝泄热，镇静安神。

某男，53岁，大小鱼际发红，掌根部发红及十指尖发红（图10-14，图10-15）。糖尿病17年合并肾病，中风后遗症，高脂血症，高尿酸，头目不清，腰痛乏力，胸闷胸痛，入睡困难，偶有手麻。证属阴虚阳亢，痰瘀互结。治宜滋阴潜阳，祛痰活血。治疗月余，睡眠转佳，无胸闷胸痛，偶有腰痛手麻。

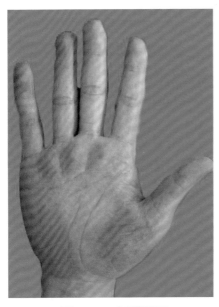 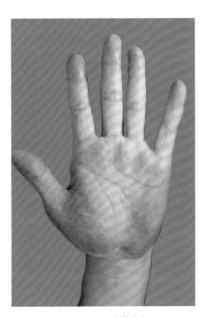

图10-14　全手掌发红　　　　　图10-15　全手掌发红

12. 大拇指根部中间隐含一小血管

某男，75岁，大拇指根部血管隆起变粗（图10-16）。自感心前区疼痛，入睡困难，眠中易醒，诊断患冠心病心绞痛。证属心肾不交，心血瘀阻。治宜交通心肾，活血通脉。经中药治疗已无心前区疼痛，睡眠转佳。

13. 手背面黑斑

某男，33岁，手背面有黑斑（图10-17），预示肝脏功能欠佳。此患者为乙肝大三阳，转氨酶升高。证属肝经湿热，气机不畅。治宜疏肝理气，清利湿热。经治疗月余，转氨酶下降，手背部黑斑变淡。

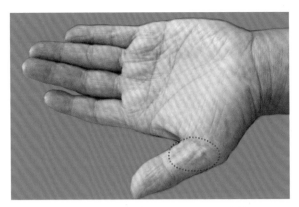

图 10-16　大拇指根部中间隐含一小血管

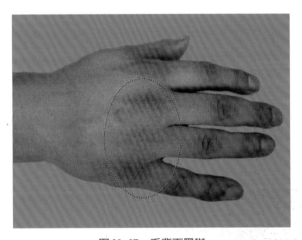

图 10-17　手背面黑斑

14. 手掌肌肉松弛

某男，90岁，手掌肌肉松弛，变软，有大小不等的皱褶（图10-18，图10-19）。自发性心绞痛，腹胀不适，大便干燥，全身怕冷。证属五脏功能衰弱，气血不足。治宜补益气血，通利二便。经中药治疗半年，已无怕冷，大便通畅，心绞痛发作次数明显减少，食欲增加。

15. 小拇指及无名指指根肌肉隆起

某女，57岁，小拇指及无名指指根肌肉隆起（图10-20，图10-21）。患者胸闷气短，气喘头晕，患有慢性阻塞性肺疾病、肺气肿、气喘。证属心肺气虚，宣降失司。治宜补益心肺，升降气机。经治疗胸闷气喘、气短减轻，活动后胸闷憋气，偶有头晕。

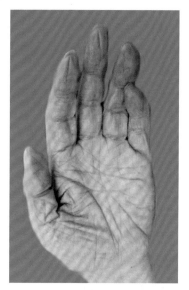

图 10-18　手掌肌肉松弛 1

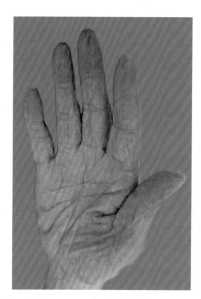

图 10-19　手掌肌肉松弛 2

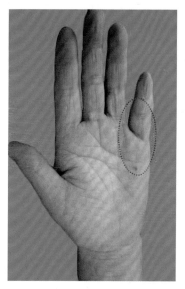

图 10-20　小拇指及无名指指根肌肉隆起

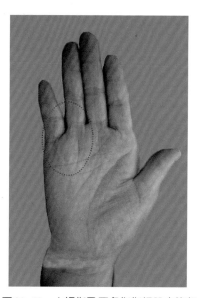

图 10-21　小拇指及无名指指根肌肉隆起

16. 大拇指掌根部有青筋暴露

　　某女，30 岁，大拇指掌根部有青筋暴露（图 10-22）。胸闷后背疼痛，腰酸腰痛，四肢怕冷，腰腿发凉更甚。证属脾肾阳虚，经脉失养。治宜温补脾肾，温经活络。治疗后背部疼痛，腰酸腰痛消失，微感四肢发凉。

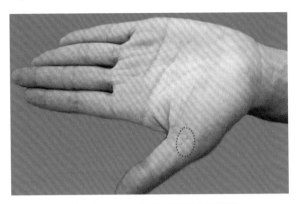

图 10-22　大拇指掌根部有青筋暴露

17. 掌心及小鱼际青灰斑

某女，76 岁，掌心及小鱼际青灰斑（图 10-23）。慢性肺气肿 36 年，因受凉及饮食失节而致咳嗽气喘，喉中哮鸣音，心悸胸闷，胃脘胀满，诊断为慢性阻塞性肺疾病。证属痰湿壅肺，宣降失司。治宜健脾宣肺，升降气机。治疗 1 周后，手掌黑斑消失，气喘气短明显缓解，食欲增加。

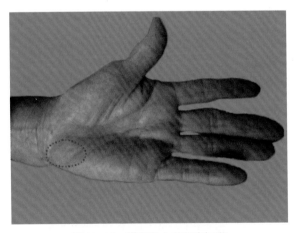

图 10-23　掌心及小鱼际青灰斑

18. 手足关节结节

某男，78 岁，痛风，双手及足部关节散在多发结节（图 10-24，图 10-25），时关节疼痛，双膝关节肿大，肌肉萎缩，有高血压病史，哮喘，活动后气喘，双肺呼吸音低，耳鸣，入睡困难，夜尿频 7~8 次 / 夜，骨质疏松，腰椎间盘突出，血脂异常。证属肺肾气虚，痰湿壅滞。治宜祛痰化湿，通络止痛。

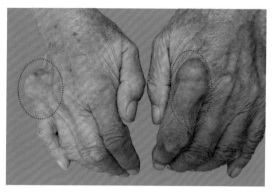
图 10-24　手部痛风结节

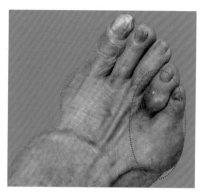
图 10-25　足部痛风结节

第二节　面　　诊

1. 面色青黑

某男，46 岁，脸色青黑（图 10-26），高热 1 个月余，检查发现，肝癌骨转移，住院经治疗 2 个月无效死亡。证属阴液耗竭，热灼脏腑。治宜滋阴清热，凉血通便。

某男，64 岁，高血压病 10 余年，面色青黑（图 10-27），头晕头痛，疲倦乏力，睡眠欠佳，哈欠连天。证属心肾不交，脑窍失养。治宜交通心肾，升举清阳。经中药治疗 1 年，头晕头痛消失，睡眠转佳，偶有哈欠。

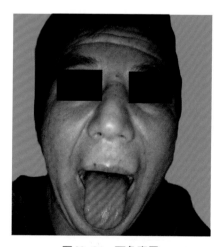
图 10-26　面色青黑

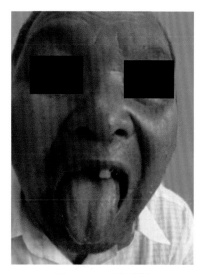

图 10-27 面色青黑

2. 太阳穴及前额部青筋

某女，49 岁，右侧太阳穴及前额部青筋（图 10-28）。头痛剧烈，发作时痛不欲生，心悸易惊，入睡困难，眠中易醒，面色萎黄。颜面部黄褐斑。证属脾胃寒湿，经脉不畅，脑窍失养。经健脾和胃、活血止痛方药治疗，头痛症状明显缓解，面色转润，黑斑变淡，精气神充足。

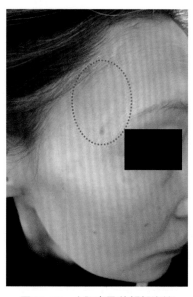

图 10-28 太阳穴及前额部青筋

3. 眼周及下颌部发青

某女，76岁，冠心病，心脏置入起搏器1年，眼周及下颌处青黑（图10-29），心悸乏力，偶有心前区疼痛，入睡困难，眠中易醒，下肢沉重，胃脘闷堵。证属心肾不交，心脉瘀阻。治宜交通心肾，活血通脉。经中药调理，胃脘胀闷消失，心前区疼痛未曾发作，眠中梦多。

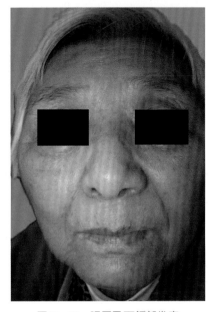

图10-29 眼周及下颌部发青

4. 面色发白

某女，24岁，面色发白（图10-30）。自感头晕乏力，心慌气短，血红蛋白80~90g/L，月经量少，经期痛经，全身怕冷，备孕。证属心脾两虚，清阳不升。治宜补益心脾，升举阳气。经中药治疗1个月左右血红蛋白调至正常。头晕乏力，心慌气短消失。

5. 颜面发红

某女，49岁，颜面部发红（图10-31），患有高血压病，头面部烘热，出汗，腰以下怕冷，盖2~3床棉被不能缓解，失眠烦躁。证属上热下寒，阴阳失调。治宜滋阴降火，引火归原。经治疗2个月余，头面部烘热、出汗明显减轻，情绪平稳，下肢怕冷明显缓解。

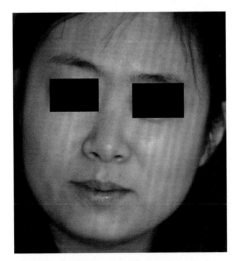

图 10-30　面色发白

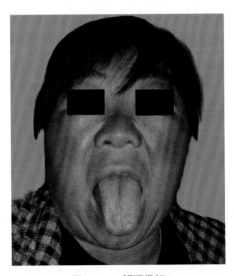

图 10-31　颜面发红

6. 两颧发红

　　某男，49岁，两颧潮红（图 10-32）。风湿性心脏病，二尖瓣、三尖瓣轻度狭窄伴少量反流，主动脉瓣反流，全心扩大，活动后心悸胸闷、疲劳乏力加重。证属心肾气虚，虚热上扰。治宜补益心肾，清降虚热。经治疗半年，两颧发热已退，疲劳乏力减轻，劳累后自感心悸胸痛。

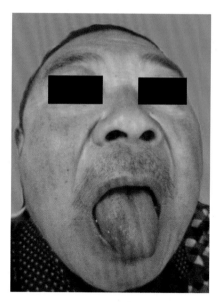

图 10-32 两颧发红

7. 颜面丘疹

某女，26 岁，前额及面颊部布有粟粒样的棕色疹子（图 10-33），食纳不香，夜寐欠佳，大便不畅。证属肺胃气虚，血脉瘀滞。治宜补益肺胃，活血通脉。经中药调治 3 个月余，颜面部丘疹全部消退，皮肤光亮。

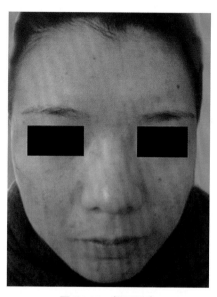

图 10-33 颜面丘疹

8. 颜面斑疹

某女，42岁，颜面黄褐斑逐渐加重（图10-34），伴有月经不调，失眠多梦，大便不畅。证属肝肾阴虚，经脉失荣。治宜补益肝肾，荣养经脉。经中药治疗，颜面黄褐斑变淡，月经正常，睡眠安稳，大便通畅。

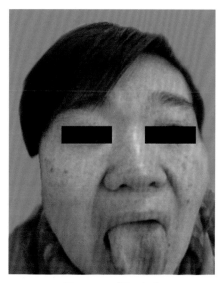

图10-34　颜面斑疹

9. 颜面痤疮

某女，28岁，颜面痤疮（图10-35），面热色红，疹子伴有脓点，大便干燥。证属肺胃湿热，蕴毒伤血。治宜清泻肺胃，凉血解毒。经治疗2个月余，痤疮明显消退，疹子变软变浅，大便通畅。

某男，26岁，颜面痤疮，面色发青，伴有硬结（图10-36）。证属肺胃寒湿，肺经瘀滞。治宜温化寒湿，升阳脱毒。经治疗半年左右，硬结消退，颜色转润，痤疮未曾复发。

某女，14岁，颜面痤疮（图10-37），面色发紫，结节质硬，跟脚较深，手足冰

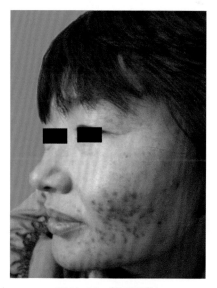

图10-35　颜面痤疮1

凉，证属肺肾寒凝，经脉瘀滞。治宜温肺散寒，软坚散结。治疗月余，痤疮减少，面色转润，手脚变温。

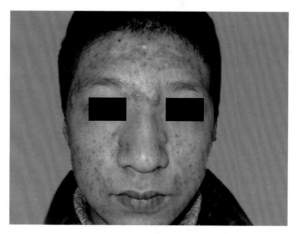

图 10-36　颜面痤疮 2

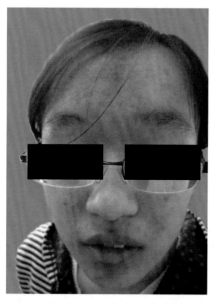 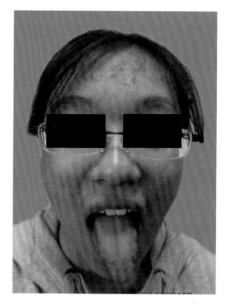

图 10-37　颜面痤疮 3

10. 颧骨高耸

某男，85 岁，颜面肌肉瘦削，两颧突起，双眼凹陷（图 10-38）。喉癌术后 2 个月，皮肤枯燥，舌痛，舌干有裂痕，气短乏力，手部青筋显现（图 10-

39），大小鱼际扁平。证属肺胃阴虚，咽喉失养。治宜滋阴润肺，清利咽喉。经治疗月余，声音较前清爽，舌痛舌干、气短乏力减轻，食欲转佳。

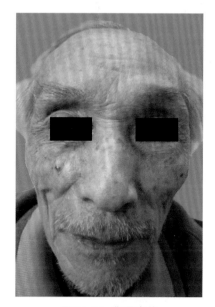 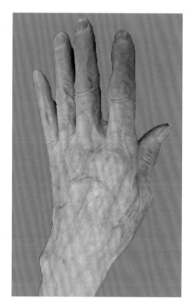

图 10-38　颧骨高耸　　　　　图 10-39　手筋显现

第三节　目　　诊

1. 眼睛周围出现黄圈，黄色素瘤

某女，58岁，眼睛周围逐渐出现黄色物的沉淀（图 10-40），面积增大，此为黄色素瘤，血脂升高，头晕头痛，胁肋部胀痛，B超检查：脂肪肝。证属肝郁脾虚，痰湿郁阻。治宜疏肝健脾，祛痰化瘀。服药月余，头晕头痛、腹部胀满减轻，血脂下降，眼睛周围的黄色沉淀物变淡。

2. 胬肉攀睛

某男，61岁，胬肉攀睛（图 10-41），眼红涩痛，脑萎缩，记忆力减退，耳鸣，脂肪肝。证属肝火上炎，灼伤睛络。治宜清热泻火，凉血通络。服药2个月余，眼红涩痛消失，仍感耳鸣、记忆力减退。

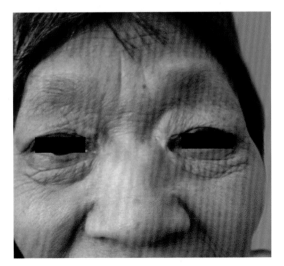

图 10-40　眼睛周围出现黄圈、黄色素瘤

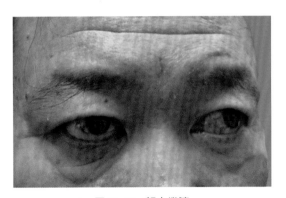

图 10-41　胬肉攀睛

3. 白睛黄斑

某男，白睛黄斑（图 10-42），眼睛干涩，颜面红疹，皮肤怕热，入睡困难，尿频尿黄，腰酸腰痛。证属心肝火旺，热扰心神。治宜清肝泄热，安神宁志。经中药治疗，颜面红疹、皮肤怕热明显缓解，睡眠转佳，尿频减少。

4. 白睛黄染

某男，27 岁，白睛黄染（图 10-43），面色青黄。药物性肝炎，甲状腺功能减退服用激素 1 年，强直性脊柱炎服药 2 年；肝区胀痛，偶有恶心腹泻，怕冷，后背疼痛；转氨酶、胆红素、球蛋白、碱性磷酸酶、谷氨酰转肽酶均升高。证属肾阳亏虚，肝胃失和。治宜疏肝和胃，温阳散寒。治疗 3 个月余，肝部胀痛、恶心腹泻减轻，后背无疼痛，肝功能的检测指标有所下降，白睛黄染变淡。

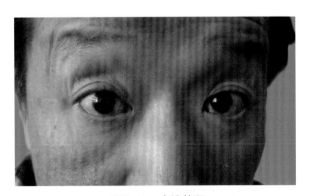

图 10-42　白睛黄斑

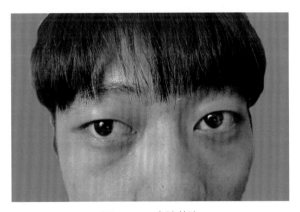

图 10-43　白睛黄染

5. 白睛蓝斑

某男，4 岁，白睛蓝斑（图 10-44）。纳谷不香，腹胀腹痛，脐周疼痛较甚，晚间睡觉磨牙，小儿白睛出现大小不一的蓝斑。证属虫积证，气机凝滞。治宜杀虫消积，理气止痛。服药 2 周，腹胀腹痛明显缓解，食欲增加，睡眠安稳。

6. 白睛红血丝

某男，35 岁，白睛红血丝（图 10-45），熬夜加重，疲劳乏力，头晕背痛，颈椎不适。西医诊断为急性结膜炎症、玻璃体混浊。证属肝热灼伤血络。治宜泻肝清热凉血。白菊、赤芍合用效果较佳。服药 2 周，白睛血丝退净，其他症状明显减轻。

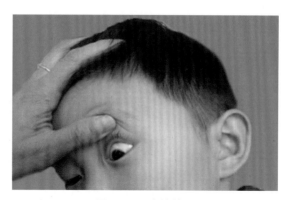

图 10-44　白睛蓝斑

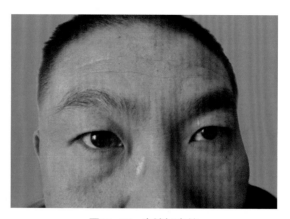

图 10-45　白睛红血丝

7. 白睛出血

某女，41 岁，左眼出血（图 10-46）。高血压 10 余年，有脑梗史，自感头晕心悸，易受惊悸，后背疼痛，右手麻木，下肢浮肿，双膝关节疼痛，月经量少，颜色偏淡，证属心肝热盛，气血运行受阻。治宜清肝泄热，运行气机。经治疗月余，左眼出血消退，头晕心悸，后背疼痛减轻，仍感右手麻木，下肢轻度浮肿。

8. 上眼睑下垂

某男，49 岁，上眼睑下垂（图 10-47），青光眼，冠心病支架术后 2 年，腹胀 10 余年，腹部窜痛，身体怕冷，手足冰凉。证属心肾阳虚，清气不升，浊气不降。治宜补益心肾，升降气机。经治疗数月，腹胀腹痛，手足发凉明显缓解。

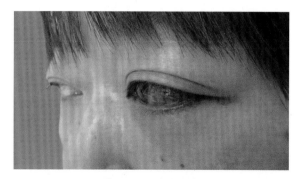

图 10-46　白睛出血

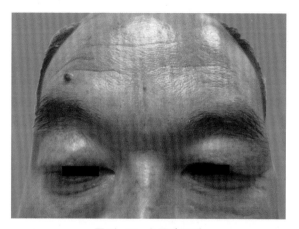

图 10-47　上眼睑下垂

9. 上眼睑浮肿

某女，57 岁，上眼睑浮肿（图 10-48），头痛，入睡困难，尿频尿急尿痛，胆结石。证属心肾不交，气机不畅。治宜交通心肾，调畅气机。服药后自感睡眠转佳，尿频尿急，头痛尿痛消失，上眼睑轻度浮肿。

10. 下眼睑浮肿

某男，71 岁，冠心病，心脏支架术后 14 年，搭桥术后 2 年余，心前区闷痛，夜尿频繁，下肢怕冷，下眼睑浮肿（图 10-49），如卧蚕状。证属心肾阳虚，下元不固。治宜补益心肾，升阳举陷。治疗数月，胸闷胸痛消失，下肢怕冷，夜尿明显减少。

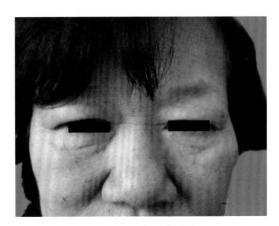

图 10-48　上眼睑浮肿

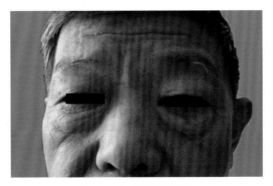

图 10-49　下眼睑浮肿

11. 眼圈色红

某女，85 岁，眼圈色红（图 10-50）。冠心病，高血压病，青光眼，畏光，下眼睑浮肿，心房纤颤，食纳不佳，腰部酸痛，大便不畅。证属心脾气虚，运行无力。治宜补益心脾，通利二便。经治疗月余，眼圈红肿明显消退，食欲增加，精神好转，大便通畅。

12. 眼睑浮肿

某女，74 岁，眼睑浮肿严重（图 10-51），眼不欲睁，视物昏花。高血压病，糖尿病，胆囊结石，心慌胸闷，腰痛腰凉，眼睑浮肿，双眼不欲睁，胃胀汗出，双手遇水后青紫，双下肢乏力。证属心脾气虚，水湿停滞。治宜补心健脾，运化水湿。服药 2 个月余，心慌胸闷，胃胀消失，食欲增加，眼睑浮肿、腰痛腰凉明显缓解。

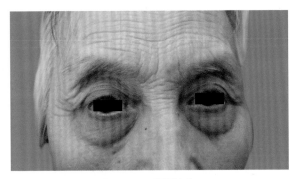

图 10-50　眼圈色红

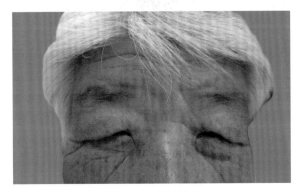

图 10-51　眼睑浮肿

某女，62 岁，眼睑轻度浮肿（图 10-52）。患有高血压，浅表性胃炎，反流性食管炎。脑鸣 7 年，耳鸣胃痛，打嗝怕冷，情绪不佳。证属脾肾阳虚，肝胃不和。治宜补益脾肾阳气，调肝和胃。经治疗 3 个月，打嗝、胃痛、怕冷消失，情绪转佳，仍感耳鸣，眼睑浮肿明显消退。

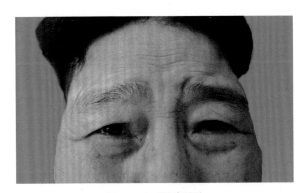

图 10-52　眼睑浮肿

13. 眼睛混浊

某男，62岁，白睛混浊（图10-53），视物模糊，肝区隐痛不适，听力下降。证属肝肾亏虚，耳目失养。治宜补益肝肾，濡养耳目。经治疗月余，眼睛明亮，视物清晰，肝区已无疼痛，听力欠佳。

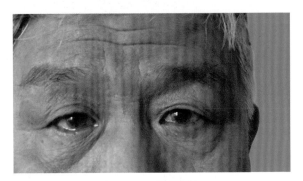

图 10-53　眼睛混浊

14. 眼睛干涩

某女，56岁，双眼干涩（图10-54）。病毒性角膜炎，睡眠欠佳，困倦乏力，大便不畅。证属肝肾亏虚，目失濡养。治宜滋补肝肾，明目通便。服药数月，眼睛已无干涩，大便通畅，乏力减轻。

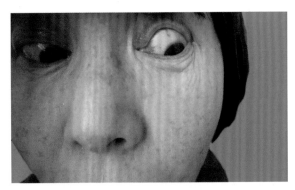

图 10-54　眼睛干涩

15. 青光眼

某男，64岁，青光眼（图10-55），视物模糊，脑萎缩，脑部多发出血灶，颈动脉硬化，手足麻木。证属阴虚阳亢，灼伤血络。治宜滋阴潜阳，凉血通络。经中药治疗，视物模糊、手足麻木减轻。

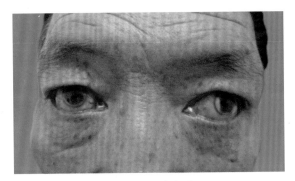

图 10-55　青光眼

16. 肉轮内侧色淡

　　某女，29 岁，怀孕 2 个月，肉轮内侧色淡（图 10-56），面色苍白，气短乏力，先兆流产症状，阴道少量出血，贫血。证属心肾气虚，胎元不固。治宜补气养血，固冲止血。经中药治疗 2 个月，病情稳定，母子健康。

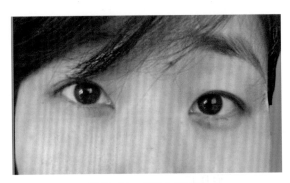

图 10-56　肉轮内侧色淡

17. 眼睛凹陷

　　某女，71 岁，眼睑浮肿，眼睛凹陷（图 10-57）。胃胀胃痛，胃脘怕凉，易腹泻，入睡困难，口干口渴。证属心肾不交，气机不畅。治宜交通心肾，调畅气机。经中药治疗后，胃胀胃痛消失，已无腹泻，睡眠转佳。

18. 眼球突出

　　某男，54 岁，眼球突出（图 10-58）。甲状腺功能亢进 10 余年，糖尿病，尿酸高，多发腔隙性脑梗死，情绪急躁，口舌干燥，眼睛胀痛，入睡困难，大便干燥。证属阴虚阳亢，脑络瘀阻。治宜滋阴潜阳，活血通络。服药后，情绪稳定，口舌转润，大便通畅，睡眠欠佳。

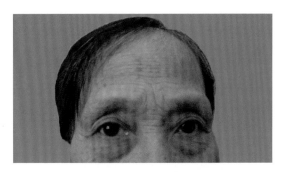

图 10-57　眼睛凹陷

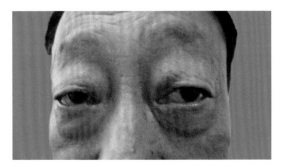

图 10-58　眼球突出

19. 口眼歪斜

某男，52 岁，右侧眼睛歪斜，眼睑浮肿下垂（图 10-59）。心悸失眠，口鼻干燥，大便干结，右侧颜面及颈部麻木。西医诊断：鼻咽癌伴淋巴结转移，术后复发，心律失常，高血压病，血脂异常。证属肝肾阴虚，痰湿内阻。治宜补益肝肾，祛痰化湿。经中药治疗 8 年，症状明显缓解，口鼻干燥消失，血压及血脂正常，现唯感大便欠畅。

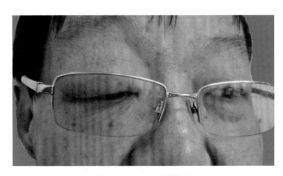

图 10-59　口眼歪斜

20. 斜视

糖尿病可以引起各种各样的眼部疾病，糖尿病所致的斜视一般表现为视物成双影，眼球运动受限。外观上看，眼球向外或向内偏斜。

某女，63 岁，双眼球向内斜视，右侧为甚（图 10-60）。糖尿病 20 年，注射胰岛素，糖化血红蛋白 7.5%；脑部脊索瘤，双下肢动脉硬化伴狭窄；全身怕冷，双手大鱼际凹陷。证属阴阳失调，经脉拘挛。治宜调肾阴阳，濡养经脉。经中药调治，全身怕冷消失，视物清晰，精神转佳。

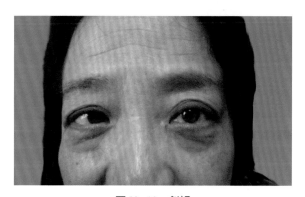

图 10-60　斜视

21. 眼周黑斑、眼睑赘生物

某男，57 岁，双侧面颊以上黑斑，眼周为甚，眼睑赘生物（图 10-61）。头脑昏沉，时有胀痛，记忆力减退，耳鸣，腰膝酸软，眠中易醒，前额色黑，心脏早搏，大、小鱼际色红。证属阴虚阳亢，痰瘀互结。治宜滋阴潜阳，祛痰化瘀。经中药治疗，头晕头胀减轻，睡眠转佳，早搏消失。

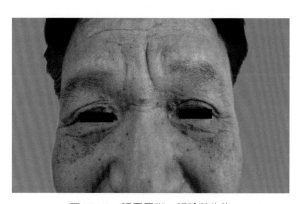

图 10-61　眼周黑斑、眼睑赘生物

22. 眼周青黑

某女，76 岁，下眼睑色黑（图 10-62）。乳腺癌术后 3 个月，未发现转移，长期入睡困难，时有心悸。证属心肾不交，经脉不畅。治宜交通心肾，软坚散结。经中药治疗月余，心悸消失，睡眠转佳，下眼睑色黑变淡。

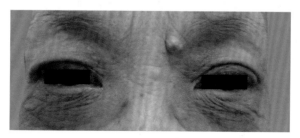

图 10-62　眼周青黑

某女，43 岁，眼圈青黑（图 10-63）。入睡困难，偶有彻夜不眠，月经失调 1 年余，时有闭经，胃胀胃凉，下肢怕冷。证属心脾阳虚，心失所养。治宜温补心脾，养血安神。经治疗 3 个月余，胃胀胃凉明显缓解，行经正常，睡眠梦多，颜面暗色已退。

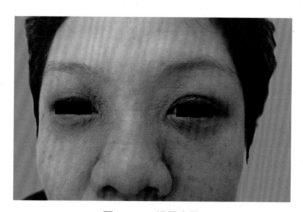

图 10-63　眼周青黑

23. 眼睑结节

某女，47 岁，眼睑外侧红肿硬结（图 10-64），心律不齐，心慌胸闷，眠中易醒，甲状腺功能减退。证属心脾气虚，痰浊阻滞。治宜补益心脾，祛痰散结。中药治疗 2 周，眼睑硬结消失，心慌胸闷偶发，眠佳，心律不齐发作次数减少。

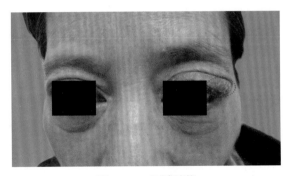

图 10-64　眼睑结节

第四节　鼻　　诊

1. 鼻头红

某男，62 岁，鼻头发红 10 余年。咳嗽胸闷，吐痰色黄，胃脘胀满，大便黏滞，颜面及鼻头发红（图 10-65），面部时有发热。证属肺胃热盛，灼伤络脉。治宜清泻肺胃，凉血消斑。经治疗 2 个月余，颜面及鼻头皮肤红色变淡，已无咳嗽吐痰，大便通畅。

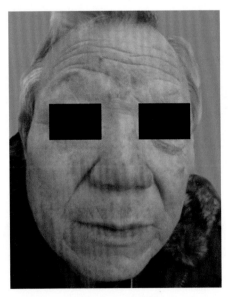

图 10-65　鼻头红

某男，69 岁，高血压病，鼻头色红（图 10-66），血管暴露明显，口唇青紫，食冷后胃脘不适、嗳气频作，大便质黏不畅。证属脾胃虚寒，气机不畅。治宜健脾温胃，调畅气机。服药后鼻头色红明显减少，嗳气消失，大便通畅。

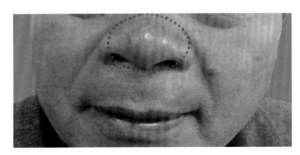

图 10-66　鼻头红（血管显现）

2. 鼻头色淡黄

某男，75 岁，鼻头色淡黄（图 10-67）。冠心病，心脏支架术后，头晕恶心加重 20 天，头重脚轻，偶有后背疼痛。证属心脾气虚，脑窍失养。治宜补益心脾，清利头目。经中药治疗数月，后背疼痛，头晕恶心消失，下肢乏力减轻。

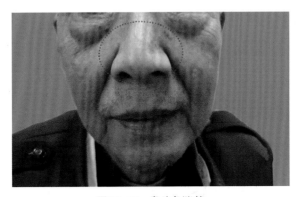

图 10-67　鼻头色淡黄

3. 鼻翼发红

某女，25 岁，鼻翼周围疱疹反复发作，色红，流脓，颜面褐斑（图 10-68，图 10-69）。中医治疗疱疹消失，色红减轻，褐斑变浅。证属肺胃热毒炽盛，蕴积成脓。治宜清泻肺胃，祛毒消肿。经中药 3 个月治疗，鼻翼周围疱疹消退，皮肤红色变淡，颜面褐斑变浅。

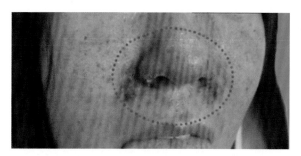

图 10-68　鼻翼发红（疱疹）

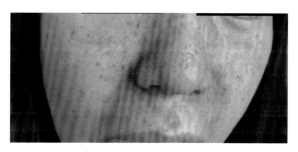

图 10-69　鼻翼发红（疱疹）

4.鼻头鼻翼发红

某男，26岁，鼻头及鼻翼发红（图10-70）反复发作6年，颜面部发热，口干口渴，伴有皮肤斑丘疹，有脓点，疼痛。证属脾经湿热，热伤络脉。治宜清泄脾热，祛痰凉血。经中药治疗数月，鼻头及鼻翼发红明显减退，皮肤斑丘疹变小，口干口渴消失。

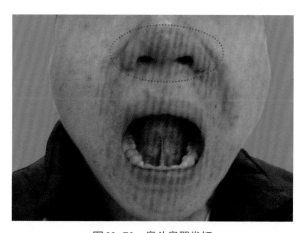

图 10-70　鼻头鼻翼发红

5. 鼻部青筋

某女，24岁，鼻部青筋（图10-71，图10-72）。胃脘寒冷，纳谷不香，伴有痛经，月经量少，四肢发凉，喜热食。证属寒凝中焦，气机不通。治宜温中散寒，理气止痛。经中药治疗2个月，纳欲增加，胃脘变暖，痛经消失，经量增多，鼻部青筋变淡。

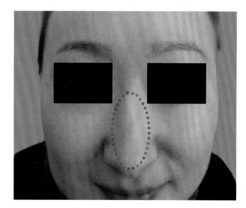 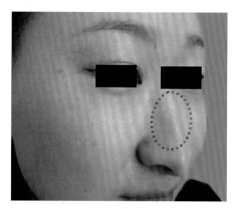

图10-71　鼻部青筋　　　　　　　　　图10-72　鼻部青筋

第五节　人　中　诊

1. 人中萎黄

某女，83岁，人中色黄（图10-73），人中及口唇周围皮肤褶皱，甲状腺功能减退，房颤，食纳乏味，腹部怕凉，手掌心处色黄。证属脾肾阳虚，运化无力。治宜健脾补肾，运化气机。经中药治疗数月食欲增加，腹部发凉减轻，房颤发作减少。

2. 人中色红

某女，72岁，人中色红（图10-74）。小便热痛，淋漓不尽，大便不畅，伴有疼痛便血。证属下焦湿热，热伤血络。治宜清热利湿，凉血止痛。经中药治疗2个月余，小便已无热痛不尽之感，大便不畅，未见便血，人中色红变淡。

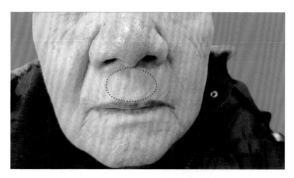

图 10-73　人中萎黄

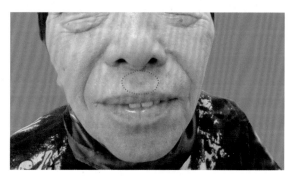

图 10-74　人中色红

3. 人中潮红

　　某女，65 岁，人中下段潮红（图 10-75）。患尿频、尿急、尿痛等泌尿系统感染之症，伴有口干口渴，夜间较深。证属阴虚火旺，热移下焦。治宜滋阴降火，通利小便。经中药治疗 2 个月，尿频、尿急、尿痛未曾发作，无口干口渴，人中潮红消失。

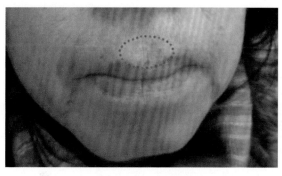

图 10-75　人中潮红

4. 人中淡紫

某男，19岁，人中色淡紫（图10-76）。纳谷不馨，胃脘疼痛，身体消瘦，西医诊断为胃炎。证属寒凝中焦，气机不畅。治宜温经散寒，理气止痛。经中药治疗3个月，食欲增加，胃脘疼痛消失，体重增加，人中色转淡红。

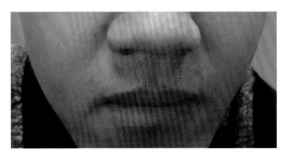

图10-76　人中淡紫

5. 人中色黑

某女，83岁，人中灰暗（图10-77），颜面及全身浮肿，纳谷不香，小便量少，大便不畅，慢性肾衰竭。证属脾肾阳虚，水湿不运。治宜温补脾肾，逐水利湿。经中药治疗数月，全身浮肿减轻，食欲增加，小便增加，大便通畅，人中色暗变淡。

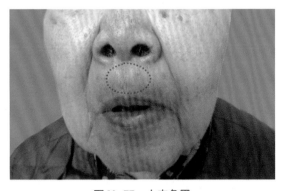

图10-77　人中色黑

6. 人中青黑

某女，62岁，人中色青黑（图10-78）。腰痛腰凉，耳鸣，视物昏花，夜尿3~5次，餐后血糖偏高。证属肝肾亏虚，清窍失养。治宜补益肝肾，清利头目。经中药治疗，腰痛腰凉，耳鸣减轻，视物较前清晰，夜尿减为每日1~2

次，人中色渐淡红。

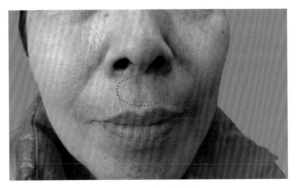

图 10-78　人中青黑

7. 人中微黑

某男，24 岁，人中微黑（图 10-79）。胃痛胃胀，打嗝，大便不畅，颜面少量痤疮，西医诊断为浅表性胃炎。证属肺胃失和，经脉瘀滞。治宜清泻肺胃，理气化瘀。经中药治疗 2 个月，胃痛胃胀减轻，打嗝消失，大便通畅，颜面痤疮消退，人中颜色淡红。

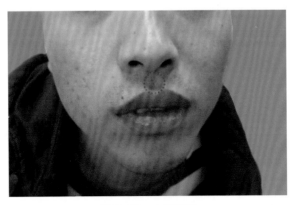

图 10-79　人中微黑

8. 人中变浅

某女，78 岁，人中变浅（图 10-80）。腰酸腰痛，神疲乏力，下肢怕冷，夜尿频繁，食欲欠佳，有慢性隐匿性肾炎病史。证属脾肾阳虚，膀胱气化无力。治宜补益脾肾，缩泉固尿。经中药治疗，腰酸腰痛，神疲乏力，食欲欠佳，夜尿减少。

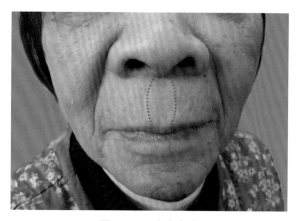

图 10-80　人中变浅

9. 人中变深

某女，26 岁，人中变深（图 10-81）。颜面褐斑，经前乳房胀痛，胃胀易腹泻。证属脾肾阳虚，经脉瘀滞。治宜温补脾肾，活血通脉。经中药治疗乳房胀痛，胃胀腹泻消失，颜面褐斑变浅。

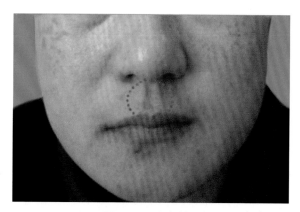

图 10-81　人中变深

10. 人中变窄

某女，85 岁，人中较窄（图 10-82）。腰酸腰痛，双下肢乏力，夜尿频繁，每夜 6~7 次，滴沥不尽。证属肾气虚弱，温煦无力。治宜温补肾阳，运化水湿。经中药治疗，腰酸腰痛，双下肢乏力减轻，夜尿减为 2~3 次。

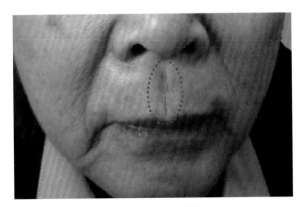

图 10-82　人中变窄

11. 人中变短

　　某女，50 岁，人中较短（图 10-83）。心动过缓，时有心悸汗出，入睡困难，眠中易醒，怕冷，有雷诺病病史。证属心肾阳虚，四末失养。治宜温补心肾，荣养四肢。经中药治疗，睡眠转佳，汗出减少，四肢怕冷明显缓解，心率提升。

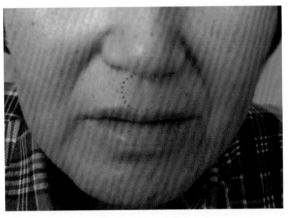

图 10-83　人中变短

12. 人中歪斜

　　某女，55 岁，人中向右歪斜（图 10-84）。后背发紧，入睡困难，大便不成形，全身怕冷，食纳不佳，口舌干燥，咽部有痰。心电图提示心肌供血不足。证属心脾阳虚，湿邪内阻。治宜温补心肾，祛邪利湿。经中药治疗睡眠及食欲转佳，后背发紧及吐痰消失，大便成形，唯感下肢怕冷。

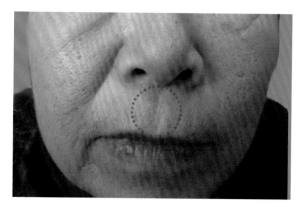

图 10-84　人中歪斜

第六节　口　唇　诊

1. 口唇薄

某女，49 岁，上唇较薄（图 10-85）。食纳欠佳，食后胃胀，偶有胃痛不适，大便溏稀，内脏脱垂，头晕乏力。证属脾胃气虚，中气内陷。治宜补益脾胃，升阳举陷。经中药治疗，食欲转佳，胃胀及头晕乏力减轻，大便正常。

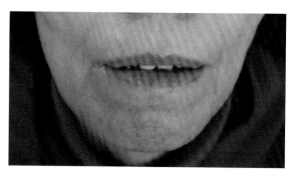

图 10-85　口唇薄

2. 口唇厚

某男，18 岁，口唇增厚（图 10-86）。口舌干燥，渴不欲饮，口水增多。证属气阴两虚，水湿停滞。治宜益气健脾，滋阴凉血。经中药治疗 2 个月，口舌干燥减轻，口水正常，自感口唇变薄。

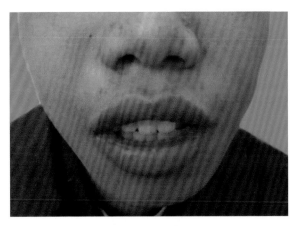

图 10-86 口唇厚

3. 口唇色红

某男，9 岁，口唇色红（图 10-87），口红如妆。全身易发红疹，扁桃体炎，口腔异味，大便干燥，汗出频繁。证属心肺热盛，热移大肠。治宜清肺泄热，凉血通便。经中药治疗 2 个月，全身红疹消退，扁桃体恢复正常，口清神爽，大便通畅，口唇颜色淡红。

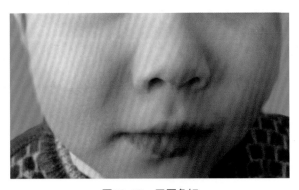

图 10-87 口唇色红

4. 口唇色淡

某女，59 岁，口唇色淡（图 10-88），入睡困难，全身怕冷，肝血管瘤，腰部纤维瘤。证属心肾阳虚，脉络瘀滞。治宜益肾温阳，祛痰通络。经中药治疗，患者睡眠转佳，全身怕冷明显缓解，口唇颜色转佳。

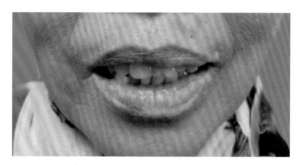

图 10-88　口唇色淡

5. 口唇色暗

某男，78 岁，口唇紫暗（图 10-89），胸腔积液，心慌气短，活动后加重，入睡困难。诊断为高血压病，心脏搭桥术后，肾功能不全。证属心肾不交，饮停胸胁，瘀血内阻。治宜交通心肾，祛水逐饮。经中药治疗，心悸气短减轻，入睡较快，胸腔积液消失，小便通畅。

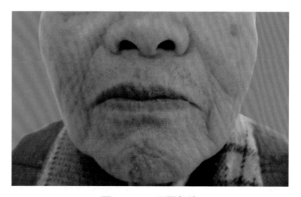

图 10-89　口唇色暗

6. 口唇干裂

某女，49 岁，口唇干裂（图 10-90），唇色暗红，舌干有裂痕，舌痛口黏。证属湿热内蕴，灼伤津液。治宜清热利湿，通腑泻浊。经中药治疗，舌痛、口黏明显减轻，口唇及舌干裂痕减少。

7. 口舌生疮

某女，25 岁，口腔黏膜溃疡反复发作（图 10-91），入睡困难，多梦易醒，口干口渴，大便干燥。证属心脾湿热，热移大肠。治宜清泻心脾，通便泻火。经中药治疗，口腔溃疡消失，睡眠转佳，口干口渴减轻，大便通畅。

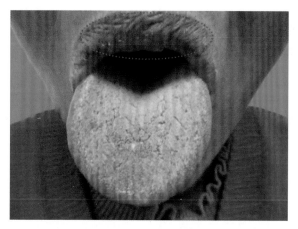

图 10-90　口唇干裂

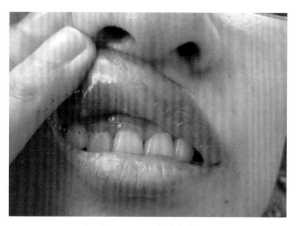

图 10-91　口舌生疮

8. 口唇黑斑

某女，26岁，口腔黏膜黑斑3年，漫及牙龈、舌部，口唇及舌部明显（图10-92），晨起舌头灵活性差。证属肾气亏虚，血脉瘀阻。治宜补益肾气，活血通脉。经中药治疗数月，口腔黏膜及牙龈、舌部黑斑变淡，范围逐渐缩小，舌头较前灵便。

某男，63岁，口唇黑斑（图10-93），冠心病，糖尿病，空腹血糖7.0mmol/L，心前区疼痛，憋闷，下肢怕冷，夜尿频繁。证属脾肾阳虚，血脉瘀滞。治宜温补脾肾，活血通脉。经中药治疗，心前区疼痛，憋闷消失，夜尿次数减少，唯感下肢怕冷。

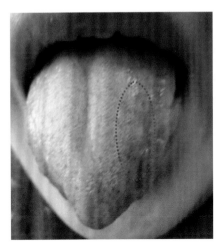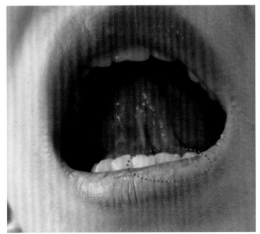

图 10-92　口唇黑斑

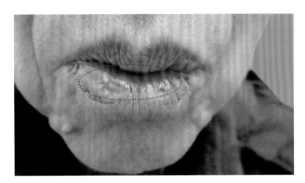

图 10-93　口唇黑斑

9. 唇周疱疹

某女，35 岁，口唇周围疱疹（图 10-94）反复发作 3~5 年，入睡困难，眠中易醒，心悸胸闷，手足心热。证属心肺热盛，蕴而成毒。治宜清肺泄热，祛痰解毒。中药治疗半年，口唇周围疱疹未曾复发，睡眠正常，心悸胸闷消失，手足心热减轻。

10. 口唇良性纤维瘤

某女，17 岁，3 岁全身多发纤维瘤，口唇纤维瘤手术 3 次，效果不佳，口唇肿胀不适（图 10-95）。证属肺肾气虚，痰湿蕴结。治宜补益肺气，软坚散结。中医治疗 3 个月，后背及上肢纤维瘤明显减小，有些小瘤消失，口唇部纤维瘤变软缩小，面色转佳。

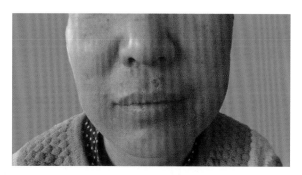

图 10-94　唇周疱疹

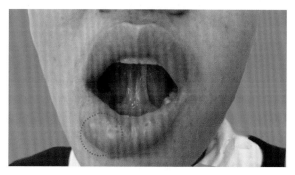

图 10-95　口唇良性纤维瘤

11. 口唇黄斑

某女，32 岁，口唇黄斑（图 10-96），食纳不佳，大便干结，头昏乏力，失眠多梦，口舌易生疮，月经失调 10 年，西药效果不佳。证属心脾两虚，虚热内生。治宜补益心脾，泻火通便。经中药治疗，食欲转佳，大便通畅，口舌溃疡消失，微感乏力。

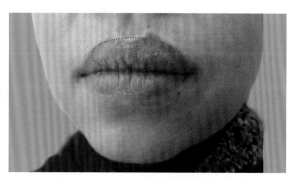

图 10-96　口唇黄斑

12. 口角湿疹

某男，35岁，口角湿疹反复不愈（图10-97）。眼睛色红，心慌气短，心前区疼痛，肺多发小结节，全身怕冷，平素易感冒。证属心脾气虚，湿热内生。治宜补益心脾，清热利湿。经中药治疗，口角湿疹消退，眼睛色红、心前区疼痛消失，怕冷明显缓解，感冒发作减少。

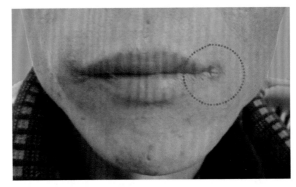

图10-97　口角湿疹

13. 口唇干裂

某女，43岁，口唇干裂（图10-98）10余年，服用中西药效果不佳，夏季减轻，秋季加重，夜间口唇周围发痒，痛苦不堪，食纳尚可，睡眠欠安，二便自调。证属肺胃热盛，津液不能上承。治宜清泻肺胃，滋阴凉血。经中药治疗月余，口唇周围发痒明显缓解，裂口变小，睡眠转佳。

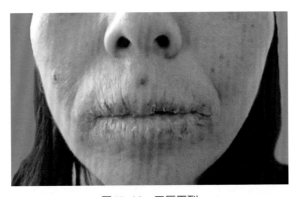

图10-98　口唇干裂

第七节 舌 诊

1. 舌尖质红

某女，81岁，舌尖红，苔薄黄（图 10-99）。患有高血压，冠心病心绞痛，失眠，肺癌。自感气短乏力，胸闷胸痛，口干舌燥，入睡困难。证属心肾阴虚，心火上炎。治宜滋补心肾，清降心火。经中药治疗 4 年余，胸闷胸痛消失，眠佳，唯感口干口渴，活动后气短，虽然 80 岁，仍在工作中。

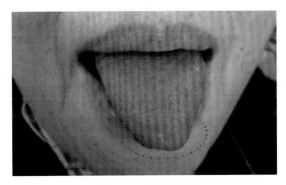

图 10-99 舌尖质红

2. 舌质暗红

某女，64岁，舌质暗红，苔薄白（图 10-100）。患高血压 20 年，乳腺癌术后 4 年，头晕心悸，早搏，二联律，三联律，胃部发凉，眠中早醒，大便不成形，每日 1~2 次。证属心脾阳虚，健运失司。治宜温补脾肾，升清止泻。经中药治疗 3 年，心律失常消失，血压正常，无头晕头痛，其余无明显不适。

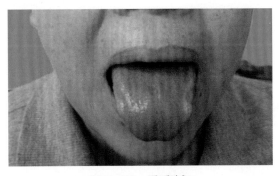

图 10-100 舌质暗红

3. 舌苔黄腻

某女，28岁，舌尖红，苔黄腻（图10-101）。自感胃脘胀满，食欲不振，反酸呃逆，偶有疼痛。证属肝胃不和，痰热中阻。治宜疏肝和胃，祛痰降逆。经治疗1个月，症状消失，饮食不慎时，胃部偶有疼痛。

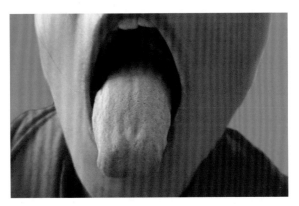

图10-101　舌苔黄腻

某男，70岁，舌质暗红，苔黄腻（图10-102）。结肠癌肝转移，胃胀胃痛，后背疼痛，入睡困难，眠中易醒，疲劳多汗，大便3~4次。证属肝胃不和，痰湿中阻。治宜祛痰化湿，调肝和胃。治疗半年余，胃脘胀痛明显缓解，后背微痛，睡眠梦多，大便每日1~2次。

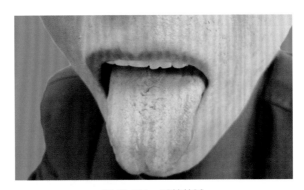

图10-102　舌苔黄腻

4. 舌下脉络青紫

某女，58岁，舌下脉络青紫（图10-103），绝经后阴道不规则出血，经检查诊断为子宫内膜癌，术后6个月余，现自感乏力，其他无明显不适。此患者为癌症早期，未发现转移。证属肾气亏虚，胞脉瘀阻。治宜补益肾气，活血通络。预后良好。治疗2个月余，乏力消失，其余无不适。

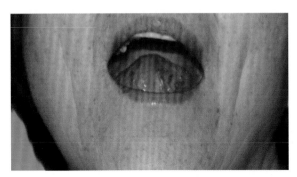

图 10-103　舌下脉络青紫

5. 舌下脉络青紫

某女，49岁，舌下脉络青紫（图 10-104）。乳腺浸润性导管癌术后6个月，颜面色青，放疗后血小板、白细胞数量减少，恶心呕吐，痛苦不堪，头晕乏力，失眠多梦，多汗怕冷，大便质稀，行走乏力。证属胃失和降，浊气上逆。治宜运化脾胃，升降气机。经治疗月余，已无恶心呕吐，头晕，纳佳眠馨，白细胞恢复正常，精神愉悦，偶感乏力。

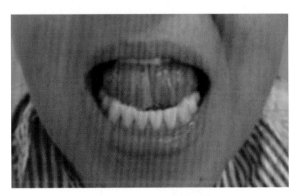

图 10-104　舌下脉络青紫

6. 舌两边瘀紫

某女，38岁，舌边瘀紫（图 10-105），轻度抑郁症，情绪低落，失眠头痛，心慌胸闷，月经延迟。证属肝郁气滞，血脉瘀滞。治宜疏肝理气，活血通脉。经中药治疗3个月，情绪转佳，心慌胸闷消失，月经如期而至。

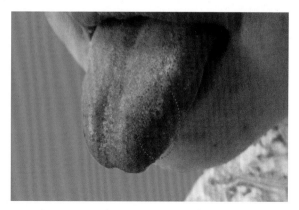

图 10-105　舌两边瘀紫

7. 舌尖红，舌体裂痕

刘某，女，56岁，舌尖红，舌体裂痕（图 10-106）。糖尿病 20 余年，十二指肠溃疡病史。口干舌燥，晚上口渴更甚，每晚饮水 4~5 次，舌上如起芒刺。证属肺胃阴伤，阴虚火旺。治宜滋养肺胃，引热下行。经服药 3 个月余，口干舌燥明显减轻，晚上饮水减为 1~2 次，空腹血糖下降。

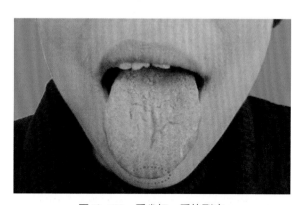

图 10-106　舌尖红，舌体裂痕

8. 舌红绛

某男，56岁，舌红苔少（图 10-107）。高血压 3 级，血脂代谢异常，肺部感染，急性胰腺炎，急性胆管炎，胆囊切除术后，肝功能损伤，反流性食管炎，肝囊肿，右肾囊肿。口舌干燥，胸骨后有灼热感，打嗝反酸。证属肝胃阴液亏虚，气机失调。治宜滋阴降火，调畅气机。服药后自感口干舌燥、胸骨后灼热感减轻，已无打嗝，食欲增加，二便通畅。

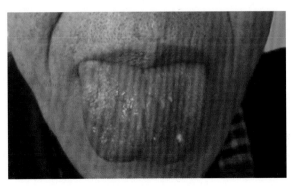

图 10-107　舌红绛

9. 地图舌

某女，46 岁，舌苔有剥脱（图 10-108），脱落的面积大小不一，吃油炸食物及感冒发热时舌苔脱落严重；经中药调治及多食蔬菜和水果，舌苔脱落减轻。证属肺胃湿热，入里熏蒸。治宜清泻肺胃，引热下行。经治疗 3 个月，舌苔脱落处已出现新苔，吃油炸食物疼痛不明显。

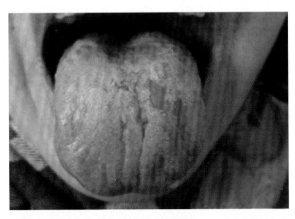

图 10-108　地图舌

10. 裂痕舌

舌质分布深浅不同的裂纹（图 10-109，图 10-110，图 10-111），发作时舌痛，每食刺激之物疼痛甚，严重时裂痕处出血。证属肺胃蕴热，灼伤血络。治宜养阴清热，生津止渴。经中药治疗，小裂痕会痊愈，深的裂痕会变浅。

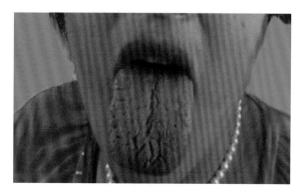

图 10-109　裂痕舌 1

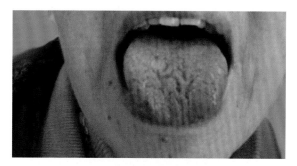

图 10-110　裂痕舌 2

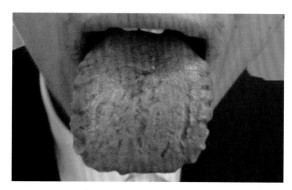

图 10-111　裂痕舌 3

11. 齿痕舌

　　某男，73 岁，舌质淡暗，苔厚腻，舌体胖大，边有齿痕（图 10-112）。先天性心脏病术后，肺动脉扩张，高血压病 3 级，慢性肾衰竭，双肾囊肿，腹主动脉瘤，颈动脉斑块。下肢水肿明显，尿蛋白（++），尿酸、肌酐、尿素氮值均高，夜晚入睡困难，白天嗜睡，怕冷，大便溏稀，偶有心慌胸闷。证属心肾阳虚，痰湿内蕴。治宜温肾散寒，祛痰化湿。服药 2 个月余，下肢怕冷、心慌胸闷、浮肿明显减轻，睡眠梦多、舌苔变薄，大便正常。

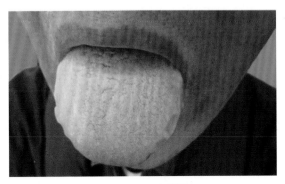

图 10-112　齿痕舌 1

徐某，女，50 岁，舌淡红，舌苔薄白，边有齿痕（图 10-113）。失眠多梦，入睡困难，记忆力下降，心烦易焦虑，打嗝反酸，头痛头晕，乏力，食纳不佳，大便不成形。证属心肾不交，肝气犯胃。治宜交通心肾，升降气机。服药月余，情绪较佳，神清气爽，无头晕头痛，睡眠正常，大便成形。

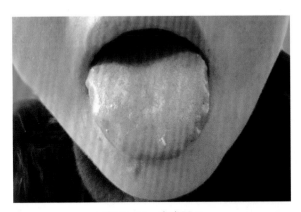

图 10-113　齿痕舌 2

12. 扁平苔藓

舌苔及口腔表面的部分保护黏膜脱落，布有白色黏附物（图 10-114），不易剥离，面积会逐渐扩大，患者自感口腔及舌头疼痛。证属肺胃湿热，灼伤脉络。治宜清热利湿，滋阴降火。治疗后苔藓的面积会缩小或消失。若不及时控制易发展为舌癌。

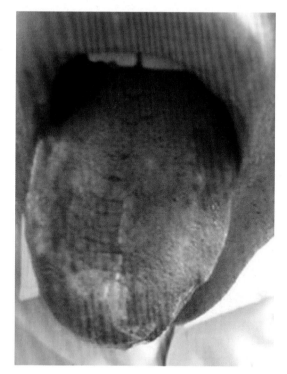

图 10-114　扁平苔癣 1

某女，70 余岁，舌部疼痛，口干口渴，食刺激物及热物后疼痛加重，胃脘胀满，午后隐痛，大便干燥，舌苔上有散在 白黏物（图 10-115），脉弦滑。经治疗半年后，舌部疼痛、口干口渴明显缓解，大便通畅，舌苔散在白黏物变淡变小。

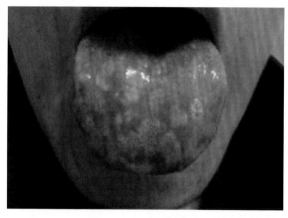

图 10-115　扁平苔癣 2

13. 舌两边瘀斑，连接成片

某男，69岁，舌两边部位有瘀斑，连接成片（图10-116，图10-117），未予以重视。后伴有便血，检查发现肠癌伴肝转移，身体迅速消瘦，腹部胀满，食欲欠佳，失去手术机会。治疗晚期肿瘤患者千万不能单纯地用活血化瘀、以毒攻毒之法，否则患者的脾胃功能会变得更加虚弱，生活质量差。证属肝胃不和，血脉瘀滞。治宜疏肝和胃，顾护胃气为本，增加气血生化之源。服药3个月余，腹部胀满减轻，食欲增加。

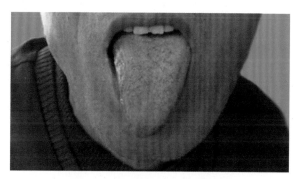

图 10-116 舌两边瘀斑，连接成片 1

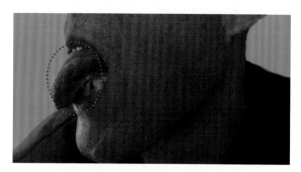

图 10-117 舌两边瘀斑，连接成片 2

14. 青紫舌，舌下脉络增粗

某男，62岁，青紫舌（图10-118），舌下脉络增粗（图10-119），怒张，舌面水滑，诊断为肺癌伴有全身淋巴结转移。患者咳嗽胸痛，后背疼痛，偶有咯血，心悸气短。西医告知家属患者能活3~6个月，患者拒绝西医治疗，寻求纯中医疗法，证属肺气亏虚，痰瘀互结。治宜补益肺气，祛痰化瘀。治疗3年余，微感咳嗽有痰，食欲欠佳，胸部疼痛。

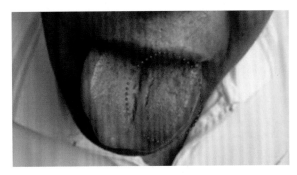

图 10-118　青紫舌

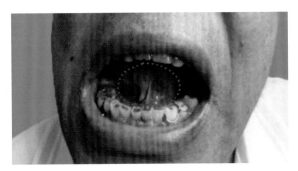

图 10-119　舌下脉络增粗

15. 舌下脉络怒张

某女，49岁，舌下脉络怒张（图 10-120）。诊断为冠状动脉狭窄，主动脉瓣及二尖瓣、三尖瓣轻度反流，室性早搏，甲状腺结节，子宫肌瘤术后 1 年，高血脂。偶有头晕，食纳欠佳，后背疼痛。证属心气不足，气滞痰凝。治宜补益心气，理气祛痰。服药后食欲增加，后背疼痛明显缓解，头晕减轻。

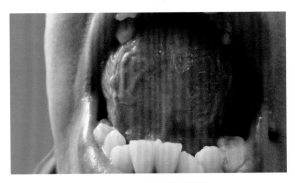

图 10-120　舌下脉络怒张

16. 舌部血管瘤

　　某女，81岁，高血压，脑梗死，舌部血管瘤（图10-121），自感心慌气短，头晕乏力，全身怕冷，食纳不佳。证属脾肾阳虚，血脉瘀滞。治宜温补脾肾，活血通脉。服药后心慌气短减轻，食欲增加，唯感怕冷。

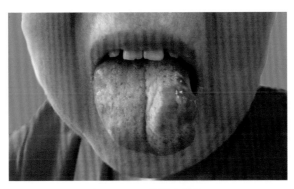

图10-121　舌部血管瘤

　　某男，55岁，舌下血管瘤（图10-122），言语不适，入睡困难、眠中易醒1年余，食纳欠佳，大便不成形，手足怕冷，左侧耳鸣。证属心肾阳虚，升降失司。治宜温补心肾，升降气机。治疗1个月，血管瘤缩小，仍有失眠，继续治疗中。

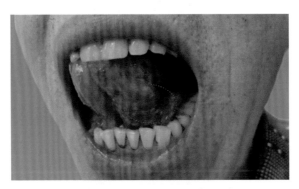

图10-122　舌下血管瘤

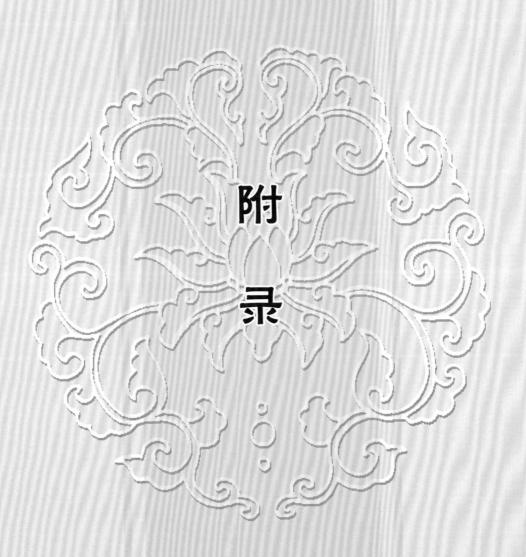

附录

附录1 名词解释

B

【瓣膜】心脏和大血管中都存在瓣膜，其作用是保证血流的单向流动。即动脉血离心方向、静脉血向心方向流动。如果瓣膜损坏，就会令血流紊乱，造成发病。瓣膜置换，就是把病变的瓣膜置换成功能良好的瓣膜。

【鼻渊】因外邪侵袭，或脏腑蕴热，蒸灼鼻窍，或因脏腑虚损，邪留鼻窦所致。临床以鼻流浊涕，量多不止，鼻塞，嗅觉减退，或鼻道有脓，可伴见头晕胀闷等为特征的鼻病。

C

【杵状指】又称为槌状指，即手指外形像棒槌，指端膨大。多因组织缺氧、代谢障碍及中毒造成指端组织增生所致。常见于呼吸系统疾病、某些心血管系统疾病以及营养障碍性疾病。

【传导阻滞】心脏传导系统由窦房结、房室结、房室束及其分支组成。它担负着心脏起搏和传导冲动的功能，保证心房、心室协同收缩。窦房结好比心脏的发电厂，房室结、房室束及其分支好比心脏内的电路，心电激动从窦房结传导到心肌细胞的过程好比发电厂的电经过无数的输电线路传送到千家万户。心脏传导系统的任何部位均可发生传导阻滞。

【唇胗】指口唇生出疮疡。

D

【多囊卵巢综合征】是一种卵巢增大并含有很多充满液体的小囊，雄激素水平增高、不能排卵的内分泌疾病。最显著的特征是无排卵。

F

【发痉】痉证，因外感六淫或瘟热疫邪等壅滞经络，引动肝风，或因过汗、失血、久泻，阴虚血亏，虚风内动，筋脉肌肉失却濡养而不能自主所致。临床以项背强急，四肢抽搐，甚则口噤，角弓反张等为特征的肝系病。

【肺厥】因肺气衰竭，清浊相干，上壅清空所致。临床以肺病久治不愈，突发呼吸急促，神志淡漠，肌肉震颤，间歇抽搐或躁动，嗜睡、昏睡，甚至昏迷，伴见四肢厥冷等为特征的肺系病重症。

【肺失宣肃】宣发与肃降是肺呼吸功能活动的两个方面，当其失常时，最常出现咳嗽的症状。

【肺系】为中医术语。泛指构成呼吸道的肺之附属器官（如气管、喉、鼻道等）。

【肺胀】因肺咳、哮病久治不愈，肺气壅滞，久胀不敛，肺叶充胀胸廓所致。临床以胸廓膨胀，憋闷喘息，咳嗽、痰多，动辄气促，面色晦暗，唇舌紫绀，甚或喘脱，咯血，神昏等为特征的慢性肺系病。

G

【疳】病证名，又称疳证、疳疾、疳积。因喂养不当，或先天不足，或久病损伤，脾胃虚弱，气血精微不足以濡养脏腑，影响生长发育所致。是临床以面黄肌瘦，腹部膨大等全身虚羸征象为特征的小儿脾系病。

【肝胆湿热证】因湿热内蕴，肝胆疏泄失常所致。临床以身目发黄，发热，口苦，胁肋胀痛，或胁下有痞块，纳呆，呕恶，厌油腻，尿黄，舌质红，舌苔黄腻，脉滑或濡数等为特征的证候。

【肝风侮肺】肝属木，肺属金，按照五行的生克关系，肺金克肝木，但是肝火易旺，热极生风，肝木反克肺金引起一系列病证，表现为烦躁易怒，两胁胀痛，阵发性干咳等。

【肝气郁滞证】又称肝郁不舒、肝郁气滞。因七情内伤，肝气郁滞所致。临床以情绪低落，闷闷不乐，胸胁或脘腹闷胀，得太息则舒，食欲不振，舌质淡红，舌苔薄白，脉弦等属肝气郁结证之轻者为特征。

【肝肾阴虚证】又称肝肾阴亏、肝肾虚火。因肝肾阴分亏虚，虚热内扰所致。临床以眩晕，耳鸣，五心烦热，低热，颧红，腰膝酸软，视物不清，甚则视歧，舌质红，舌苔少，脉细数，或伴见胸胁疼痛等为特征。

【肝肾之色】心、肝、脾、肺、肾五脏应红、青、黄、白、黑五色，肝肾之色即指青黑色。

【根脚】中医外科名词。指肿疡的基底根部。

H

【寒饮证】泛指因内有伏饮，复感寒邪，或阴寒凝滞，寒饮互结，停于肺胃等脏腑所引起的一类证候。

【蝴蝶斑】又称"黄褐斑""肝斑"或者"妊娠斑"。主要发生在面部，以颧部、颊部、鼻、前额、颏部为主。蝴蝶斑为边界不清楚的褐色或黑色的斑片，多为对称性。多数与内分泌有关，尤其和女性的雌激素水平有关，多见于月经不调、妊娠、服避孕药或肝功能不好以及慢性肾病者。

【火克肺金】根据中医五行生克理论，心属火，肺属金，心火亢盛则影响肺金的功能，临床可见心烦躁扰、口舌生疮、干咳、咳血等症状。

J

【肌瘤】是一种良性肿瘤，好发于30~50岁妇女，与女性的性激素水平有关。本病为激素依赖性疾病，手术后容易复发。

【积病】又称癥积。因久病气血凝滞于血分，或虫积、食积、燥屎、痰凝等有形之邪搏结所致。临床以腹胀、腹痛，痛有定处，腹内触及有形可征的肿块等为特征。

【疽】泛指外邪或疽毒等与气血相搏，阻滞、蕴蓄于肌腠或骨节而致使深部疮肿，甚或引发疽毒内陷，或成窦道，损伤筋骨等为特征的一类疮疡病。

【见微知著】指看到微小的苗头，就知道可能会发生显著的变化，是中医的诊断特征之一。例如，望诊发现的外在微小异常变化，可能反映了内在严重的功能失调或脏腑损害。

【痉病】因外感六淫或瘟热疫邪等壅滞经络，引动肝风，或因过汗、失血、久泻，阴虚血亏，虚风内动，筋脉肌肉失却濡养而不能自主所致。临床以项背强急，四肢抽搐，甚则口噤，角弓反张等为特征。

【九窍】指人体的两眼、两耳、两鼻孔、口、前阴尿道和后阴肛门。

【静脉曲张】血液淤滞、静脉管壁薄弱等因素导致静脉迂曲、扩张。身体多个部位的静脉均可发生曲张，比如痔疮其实就是一种静脉曲张。静脉曲张最常发生在下肢，临床常见表层血管像蚯蚓一样曲张，明显凸出皮肤，曲张呈团状或结节状。

【精气】是构成人体的基本物质，也是人体生长发育及各种功能活动的物质基础。

【经穴】指分布于十二经脉和督、任二脉的循行路线上的穴位。

K

【口㖞】指口角歪斜。

L

【里证】与表证相对。泛指外邪由表入里，或因饮食不节、劳倦过度、七情内伤、痰瘀凝滞等而引起气血、阴阳、脏腑经络功能失调等相应征象为特征的一类证候。

【六淫】是风、寒、暑、湿、燥、火六种外感病邪致病因素的统称。

M

【脉痹】因风寒湿邪客于血脉，气血痹阻不通所致。临床以寸口或趺阳脉伏，血压不对称，患肢乏力、麻木或疼痛，伴见间歇性跛行，皮肤变色等为特征。

【面部反射区】人体五脏六腑病变能反映到面部的特定区域，通过观察各个特定面部区域的皮肤异常，能够了解身体的疾病情况。面部的这些特定区域称为面部反射区。

N

【囊肿】是长在体内某一脏器的、囊状的良性包块，其内容物的性质是液态的。一般来说，常见的囊肿有"肾囊肿""肝囊肿""卵巢囊肿"。

【内伤杂病】与外感风寒诸病相对而言。内伤杂病是指人体内在因素所引起的种种疾病，多由饮食不节、劳倦过度、情志失调、先天不足所致。

P

【脾经气绝】指足太阴脾经经气衰竭的一种病证。可见舌萎、肌肉软、唇反、人中满等临床表现。

【疲劳综合征】排除其他疾病，临床表现为疲劳持续6个月或者以上、短期记忆力减退或者注意力不能集中、睡眠后精力不能恢复、体力或脑力劳动后连续24小时身体不适、间断性肌肉疼痛的一种疾病。

【脾胃虚寒证】因脾胃阳气虚衰，失于温运所致。临床以腹胀、食少，下利稀薄，完谷不化，或脘腹冷痛，喜温、喜按，畏冷，肢凉，面色萎黄，舌质淡，舌苔白润，脉沉迟无力等为特征的证候。

【贫血】指人体外周血红细胞容量减少，低于正常范围下限的一种常见的临床症状。

Q

【奇经八脉】是任脉、督脉、冲脉、带脉、阴跷脉、阳跷脉、阴维脉、阳维脉的总称。其功能包括，沟通十二经脉之间的联系，对十二经气血有调节作用。

【气血】中医认为，气血是人体中营养脏器组织、维持生命活动的两种基本物质。

【奇穴】经穴以外具有固定位置和有较为特殊治疗作用的穴位。

【气阴两虚证】泛指各种原因耗损气阴，气虚与阴虚征象并见，形体失充所引起的一类证候。

R

【热证】与寒证相对。泛指外感热邪，或诸邪入里化热，或因阴虚阳亢等而引起邪热袭表、经气痹阻，或邪入脏腑经络，阳气亢盛、阴津亏损等相应征象为特征的一类证候。

S

【三焦】是中医六腑之一，包括胸腔和腹腔，人体的脏腑器官均在其中。人体分上焦、中焦和下焦：横膈以上内脏器官为上焦，包括心、肺；横膈以下至脐的内脏器官为中焦，包括脾、胃、肝、胆；脐以下内脏器官为下焦，包括肾、大肠、小肠、膀胱。

【三角区】指两侧口角至鼻根连线所形成的三角形区域。

【上虚下实】泛指因正气虚于上、邪气实于下，以上虚与下实征象同时并现为特征的一类证候。如患者原有慢性心衰，具有心悸、胸闷、憋气等症状，多由心血虚损而致，属于上虚；但又感染湿热痢疾，腹痛，大便下赤白，一日多次，苔黄腻，这是邪气实于下。

【肾不纳气证】因先天不足，或年老体弱，久病虚损，肾失摄纳所致。临床以喘促日久，动辄气促，呼多吸少，气不得续，形体消瘦，神疲、乏力，或尿随咳出，甚则汗出、肢冷，面青、唇紫，舌质淡或紫暗，舌苔白或黑润，脉虚细，尺部沉弱等为特征。

【肾积水】尿液由肾排出受阻，肾内压力增高、肾实质压迫性萎缩的一种疾病。

【肾缺如】由于一侧生肾组织及输尿管不发育而导致以肾脏缺失为特征的一种疾病。

【肾萎缩】是肾脏体积相对偏小或明显缩小的一种异常现象。长期的肾脏疾病可导致整个肾脏出现体积缩小。

【十二经脉】是人体经络系统的主体，包括手三阴经（手太阴肺经、手厥阴心包经、手少阴心经）、手三阳经（手阳明大肠经、手少阳三焦经、手太阳小肠经）、足三阳经（足阳明胃经、足少阳胆经、足太阳膀胱经）、足三阴经（足太阴脾经、足厥阴肝经、足少阴肾经）。十二经脉具有运行气血、连接脏腑内外、沟通上下等功能，脏腑功能失调，会引起经络的病变。

【湿证】泛指因湿邪偏盛，或化热、夹毒，外袭肌腠、经络、骨节、官窍，或饮食、劳逸所伤，脏腑气化失司，水湿内停、泛溢，湿浊蕴蓄等引起的一类证候。注：包括湿邪证、水气证、水湿证、湿热证、湿浊证、痰湿证等。

【孙络】人体运行气血的通道包括经脉和络脉两部分，其中纵行的干线称为经脉，由经脉分出网络全身各个部位的分支称为络脉。络脉中的细小部分为孙络。

T

【胎漏下血】因肝肾不足，冲任气血不调，或外伤仆击，胎元不固所致。临床以妊娠后，阴道不时少量下血，或时下时止，或淋漓不断，但无腰痛、腹痛、下腹下坠等为特征的胎孕病。

【同身寸】针灸取穴比量法。指以患者本人体表的某些部位折定分寸，作为量取穴位的长度单位。如中指同身寸，是以患者的中指中节屈曲时，手指内侧两端横纹头之间的距离为一寸，可用于四肢部取穴的直寸和背部取穴的横寸。

【通调水道】是肺的生理功能之一。肺通过呼吸运动，对体内水液的输布、运行、排泄发挥疏通和调节作用。

W

【胃肠积热证】因过食煎煿厚味，胃肠积热，灼伤络脉所致。临床以脘腹痞满，或胀痛拒按，大便夹血，色鲜紫或暗红，嘈杂，烦渴，口苦，舌质红，舌苔黄燥，脉滑数或沉实有力，可伴见潮热，烦躁不安，手足心热等为特征。

【卫气】运行于皮肤、肌肉之间，能温养肌肉、皮肤、五脏六腑，护卫肌表，防御外邪入侵。卫有保卫、卫护之义，卫气指皮肤的屏障防卫功能。

【五劳】病证名，指五脏劳伤，即肺劳、肝劳、心劳、脾劳、肾劳。

【五气】中医指"臊气、焦气、香气、腥气、腐气"五种气味。臊气入肝，焦气入心，香气入脾，腥气入肺，腐气入肾。

【五色】指青、黄、赤、白、黑五种颜色。以五色分属于五脏，其对应关系是"青为肝，赤为心，白为肺，黄为脾，黑为肾"；以五色反映疾病的不同性质，则"青黑为痛，黄赤为热，白为寒"。这种根据患者面部五色变化以诊察疾病的方法，称为五色诊。

【五脏六腑】"脏"指实心有结构的器官，心、肝、脾、肺、肾为五脏；"腑"指空心的器官，胆、胃、大肠、小肠、膀胱、三焦为六腑。五脏六腑也统指人体内的各种器官。

【五脏六腑之大主】中医认为，心是人的精神、思维、意识的发源地。如果心的生理功能正常，则人的精神振奋、情志清晰、思维敏捷，相反则反之。心有如此大而广的作用，故称之为"五脏六腑之大主"。

X

【痫病】因先天遗传，或大惊卒恐、情志失调，饮食不节，或继发于脑部疾患、高热、中毒、头颅损伤，使风痰、瘀血等蒙蔽清空，扰乱神明所致。临床是以突然昏仆，口吐涎沫，肢体抽搐，两目凝视，或作各种怪叫声，移时苏醒则如常人等为特征的反复发作性神志病。

【邪气】中医指伤人致病的因素，诸如风、寒、暑、湿、燥、热（火）、食积、痰饮等。

【邪气实】指疾病发生发展过程中，邪气强盛，正气激烈对抗，而表现为实证。例如壮热，无汗，狂躁，腹痛拒按，尿赤便秘等。

【心肾不交证】因肾水亏虚，不能上济于心，心火炽盛，不能下交于肾所致。临床是以心烦、失眠，惊悸、多梦，头晕、耳鸣，腰膝酸软，梦遗，口燥、咽干，五心烦热，甚则潮热、盗汗，舌质红，舌苔少，脉细数等为特征的证候。

【心脏搭桥】俗称冠脉搭桥术，是国际上公认的治疗冠心病最有效的方法。心脏搭桥是在冠状动脉狭窄的近端和远端之间建立一条通道，使血液绕过狭窄中段而到达远端，如一座桥梁使公路跨过山壑江河一样畅通无阻。

【虚热证】因邪盛伤正，或气血阴液不足，虚热内生所致。临床是以低热或潮热，自汗或盗汗，唇红、颧赤，舌质红，脉虚或细数无力，可伴见心烦，失眠，口燥、咽干，渴喜热饮，神倦、乏力，大便干结等脏腑虚热征象为特征的证候。

【蓄血】因禀赋遗传缺陷，复加日光敏感，瘀热互结，气机失常所致。临床是以急性腹痛，溲赤，或曝晒后小便转为红色，皮肤暴露部出现红斑、疱疹、溃烂，结痂后遗留瘢痕、色素沉着，尿卟啉增多，可伴见身热，下肢感觉异常，甚或神志如狂等为特征的痒热病。

【虚证】与实证相对。泛指因正气不足，人体气血津精阴阳虚损而引起气血、阴阳、脏腑、经络功能衰退等相应征象为特征的一类证候。注：包括阴虚、阳虚、气虚、血虚及脏腑经络等虚证。

Y

【阳虚证】泛指因各种原因致使阳气亏损，脏腑功能衰退，或阳不制阴，甚或亡阳等引起的一类证候。

【阳郁不宣】指阳气郁结于体内不能发散。临床可见烦热、汗不出、四肢不温等症状。

【阴阳离决】人体中有阴有阳，缺一不可，阴阳和合，才生生不息，若阴阳离决，预示着生命的终结。

【营血】营气是行于脉中具有营养作用的气，是血液的重要组成部分。营与血关系密切，常并称为"营血"。从生理的角度说，营血就是血液。

【瘀血】因血液运行不畅而阻滞于脉中，或溢于脉外，凝聚于某一局部而形成的一种致病因素。

【运化】是中医脾的主要功能。包括两个方面：一是从饮食中吸收营养物质，使其输布于五脏六腑、各器官组织；二是配合肺、肾、三焦、膀胱等脏腑，维持水液代谢的平衡。如脾气虚弱，不能运化水湿，则可发生大便溏泄、身重肤肿等症。

Z

【再生障碍性贫血】简称再障，是一组由多种病因所致的骨髓功能障碍，以全血细胞减少为主要表现的综合征。

【真脏脉】指在疾病危重期出现的一类脉象。

【治未病】泛指以强健身体，和畅情志，顺应自然变化，提高人体正气为目的，采取适宜的中医药防治方法，避免、阻滞疾病发生或进一步发展的防治原则。注：包括瘥后防复、未病先防、已病防变等。

【中经络】风邪侵袭经络筋脉，以肌肤麻木、瘙痒，或突发口眼㖞斜，语言不利而无神志改变等为临床表现的一种病证。

【宗气】是来源于水谷精微（饮食物经过脾胃消化而形成的精华营养成分）、聚于胸中、与呼吸之气相合发挥作用的气。肺的呼吸功能和脾胃的消化功能正常与否，直接影响着宗气的盛衰。宗气贯注于心肺之脉，帮助心脏推动血液循行，宗气不足可导致心肺失调。

附录2 食疗与保健

目　录

1. 气阴两虚

杞莲粥

配方：枸杞子 3g，莲子肉 5g，生薏苡仁 50g。

制法：莲子肉去心同枸杞子、生薏苡仁入锅熬粥，每日 1 次，晚间服用效佳，每次 150mL 左右。

适应证：气阴两虚证。症见口干口渴，失眠多梦，气短神疲，自汗或盗汗，舌红少苔，脉弱而数等。

2. 气机不畅 / 肝气郁滞

佛手香橼粥

配方：佛手 10g，香橼 10g，糯米 50g。

制法：将佛手、香橼煮水 15 分钟，后取汁 2000mL，加糯米煮粥，煮熟后即可食用。

适应证：肝郁气滞证。症见胁肋胀痛，急躁易怒，脘腹胀满，口苦纳呆等。

3. 气血不足

黄芪当归乌鸡汤

配方：当归 3g，北黄芪 5g，红枣 3 枚，生姜 3 片，乌鸡 1 只。

制法：当归、黄芪、红枣、生姜加入凉水浸泡半小时与乌鸡同煮煲汤。

适应证：气血不足所致面色无华，头晕目眩，心悸怔忡，食少体倦，气短懒言，或伴女性月经不调，舌淡，脉虚细无力等。

4. 瘀血内阻，脉络瘀滞

（1）山楂饮

配方：山楂 5g。

制法：山楂 5g，水煎服。

适应证：瘀血内阻所致刺痛，痛有定处，面色黧黑，肌肤甲错，口唇爪甲紫暗，舌质紫暗，或见瘀斑瘀点，脉象细涩等。

（2）化瘀代茶饮

配方：生山楂 5g，玫瑰花 10 朵。

制法：煎水代茶饮，每日 2 次。

适应证：瘀血内阻所致刺痛，痛有定处，面色黧黑，肌肤甲错，口唇爪甲紫暗，舌质紫暗，或见瘀斑瘀点，脉象细涩等。

5. 水湿（湿热）中阻，脾胃湿热

（1）红豆薏米粥

配方：赤小豆 30g，大米 15g，薏苡仁 30g，白糖适量。

制法：先煮赤小豆、薏苡仁至熟，再入大米煮成粥，加入白糖适量，当作早餐或夜宵食之。

适应证：湿热中阻证。症见胃脘疼痛，嘈杂灼热，得食不减，口干口苦，渴不喜饮，身重肢倦，纳呆恶心，小便色黄，大便不畅，舌红，苔黄腻，脉滑数等。

（2）绿茶蜜饮

配方：绿茶 2g，蜂蜜适量。

制法：绿茶放入水中，加沸水冲泡，盖盖浸 5 分钟，调入蜂蜜适量，趁热顿服，每日 3 ~ 4 次。

适应证：湿热中阻证导致的泄泻、菌痢。

6. 下焦湿热

竹草饮

配方：车前草 3g，竹叶心 2g，生甘草 2g，黄片糖适量。

制法：先将车前草、竹叶心、生甘草同放进砂锅内，加进适量清水，用中火煮水，煮 15 钟左右，放进黄片糖，稍煮片刻，停火待温，每天代茶饮用。

适应证：下焦湿热证。症见小便短赤，身重疲乏，舌苔黄腻，脉濡数等。

7. 热结大肠

松子仁粥

配方：松子仁 5g，粳米 200g，蜂蜜适量。

制法：粳米加水煮开，放入松子仁煮熟，加入适量蜂蜜服用。

适应证：热结大肠所致大便不通，小便赤涩，面赤身热，唇焦口燥等。

8. 痰瘀互结

山楂薏米饼

配方：芹菜汁 1 杯，生山楂 3g，薏苡仁粉 10g，面粉 100g。

制法：将以上材料和成面团，再将该面团做成若干个小面饼，用文火烙熟小面饼即成。

适应证：痰瘀互结证。症见脘痞胸闷，口苦口黏，面色晦暗，舌质暗红，有瘀斑或瘀点，苔腻，脉弦滑等。

9. 痰湿壅肺

薏仁粥

配方：薏苡仁 50g，粳米 100～200g。

制法：共煮成粥，常饮服。

适应证：痰湿壅肺证。症见咳嗽喘憋，咳声重浊，喉间痰声辘辘，进食甘甜油腻食物加重，神疲困倦，纳呆，舌质淡，苔白腻，脉濡滑等。

10. 寒凝中焦

草果羊肉汤

配方：羊肉 100g，草果 5g，老姜 2g，大麦粉 1000g，豆粉 1000g。

制法：粉制成面片，炖羊肉服食。

适应证：寒凝中焦所致胃痛暴作，恶寒喜暖，脘腹得温则痛减，遇寒则痛增等。

11. 阴虚火旺

三鲜饮

配方：鲜藕 120g，鲜茅根 100g，鲜梨 1 个。

制法：鲜藕洗净切薄片，鲜茅根洗净加入清水同煮，文火熬 15 分钟，滤渣取水。将鲜梨榨汁兑入饮用。

适应证：阴虚火旺证。症见烦躁易怒，失眠多梦，五心烦热等。

12. 阴虚阳亢

杞果菊花茶

配方：白菊花 2g，枸杞子 1g，绿茶 5g。

制法：一起放入杯内，开水冲泡。

适应证：阴虚阳亢证。症见头目胀痛，眩晕耳鸣，急躁易怒，口苦，舌红苔黄等。

13. 瘀阻脑络

山楂桃仁粥

配方：山楂 5g，桃仁 2g，大米 80g，蜂蜜适量。

制法：将桃仁、山楂、大米煮粥，待沸时调入蜂蜜，煮至粥熟即可服食，每日 1 剂，早餐服食。

适应证：瘀阻脑络所致半身不遂，肢体僵硬，拘挛变形，或偏瘫，口唇紫暗，舌暗红，有瘀斑或瘀点，脉细涩等。

14. 阴阳失调

山药核桃粥

配方：山药 50g，核桃肉 5g，糯米 100g。

制法：同熬成粥。早晚食用。

适应证：阴阳失调证。症见腰膝酸软，五心烦热，盗汗或自汗，四肢发凉，遗精失眠，多梦，脉沉迟等。

15. 上热下寒

杜仲菊花茶

配方：杜仲 5g，核桃肉 10g，菊花 2g，蒲公英 2g。

制法：一起放入杯内，开水冲泡。

适应证：上热下寒证。症见腰膝酸软，尿频，手足冷，烦躁易怒，舌淡，苔薄，脉沉细等。

16. 痰湿内蕴

（1）扁豆薏米粥

配方：炒扁豆 5g，薏苡仁 30g，山楂 5g，红糖适量。

制法：四味同煮粥食。每天 1 次，每月连服 7 ~ 8 天。

适应证：痰湿内蕴证。症见形体肥胖，胸闷欲呕，神疲倦怠，带下量多，面浮足肿，苔白腻，脉滑等。

（2）芹菜薏米粥

配方：芹菜连根 120g，生薏苡仁 50g。

制法：生薏苡仁洗净后倒入凉水中浸泡半小时，后开火煮 1 小时，薏苡仁煮熟后，将洗净连根芹菜洗净切 2cm 小段，同生薏苡仁同煮，加入少量食盐食用。

适应证：痰湿内蕴证。症见头晕头昏，胃胀纳差，大便黏滞，痰湿较盛者，伴随血压升高者尤宜。

17. **痰热中阻**

贝母粥

配方：浙贝母 2g，粳米 50g，冰糖适量。

制法：将浙贝母、粳米、冰糖如常法煮粥，每日早晚温服，服用时可加入适量冰糖。

适应证：痰热中阻证。症见喉有痰鸣，质黏难咯，舌苔黄腻，脉滑数等。

18. **气滞痰凝**

杏仁粥

配方：绿萼梅 1g，苦杏仁 5g，桔梗 5g，粳米 150g。

制法：粳米洗净，与其他材料一同置锅中，加入适量清水，置武火烧沸后，再改用文火煎煮，至粥熟。

适应证：气滞痰凝证。症见咽喉如有物阻，咳之不出，吞之不下，胁肋胀痛，胸闷，舌苔腻，脉弦滑等。

19. **热扰心神**

莲子百合粥

配方：莲子 5g，百合 5g，冰糖适量。

制法：将莲子、百合共煮成汤，加冰糖调味，临睡前服。

适应证：热扰心神所致虚热烦躁，心悸不安，五心烦热，口干津少，失眠等。

20. **饮停胸胁**

萝卜大枣汁

配方：白萝卜取汁 100 ~ 200mL，大枣 3 枚。

制法：白萝卜取汁 100 ~ 200mL，加大枣隔水炖煮，睡前 1 次饮完，连用 3 ~ 5 天。

适应证：饮停胸胁证。症见胸胁胀闷疼痛，咳嗽痛甚，气息短促，舌苔白滑，脉沉弦等。

21. **胞脉瘀阻**

坤草陈皮鸡蛋

配方：益母草 5g，陈皮 2g，鸡蛋 2 个。

制法：加水适量共煮，蛋熟后去壳，再煮片刻，吃蛋饮汤。月经前每天 1

次，连服数次。

适应证：胞脉瘀阻所致月经不畅，痛经，小腹重坠等。

22. 心气不足

补心养血汤

配方：西洋参 1 份，灵芝（冲服）2 份。

制法：共研细末，每次 2g，早晚服。

适应证：心气不足证。症见心悸气短，精神疲倦，或有自汗，面白舌淡，脉弱等。

23. 心火上炎

二子茶

配方：莲子（不去莲子心）3g，栀子 1g，冰糖适量。

制法：栀子用纱布包扎，与莲子、冰糖水煎，吃莲子喝汤。

适应证：心火上炎证。症见口舌生疮，口腔糜烂，心烦失眠，舌尖红绛等。

24. 心脉瘀滞

三七丹参散

配方：三七 1 份，丹参 5 份。

制法：共研细粉，每次 3g，早晚服用。

适应证：心脉瘀滞所致心胸部憋闷疼痛，面、唇、指甲青紫，舌暗红或有紫色斑点，脉微细或涩等。

25. 心脾两虚

百合莲子粥

配方：百合 10g，莲子 2g，白芍 5g，生薏苡仁 50g。

制法：先将生薏苡仁浸泡半小时，大火煮熟，加入百合、莲子、白芍煮粥。

适应证：心脾两虚证。症见心悸健忘，失眠多梦，面色萎黄，纳差倦怠，舌淡苔白，脉细弱等。

26. 心脾阳虚

红枣薤白粥

配方：大红枣 7 枚，薤白 5g，小米 50g。

制法：薤白切碎，与大枣、小米共同放于放清水中以文火久炖至熟烂，加入适量红糖，热食。

适应证：心脾阳虚证。症见心悸健忘，后背冷痛，胃脘不适，喜温喜按，舌淡苔白，脉细弱等。

27. 心失所养

蜜饯姜枣龙眼

配方：龙眼肉 250g，大枣 250g，蜂蜜 250g，姜汁适量。

制法：将龙眼肉、大枣洗净，放入锅内，加水适量，置武火上烧沸，改用文火煮至七成熟时，加入姜汁和蜂蜜，搅匀，煮熟。起锅待冷，连汤装入瓶内，封口即成。服用时，每次吃龙眼肉、大枣各 3～5 粒，每天 1 次。

适应证：心失所养所致心悸气短，倦怠乏力，失眠健忘，记忆力下降，食欲不佳等。

28. 心脾湿热

萝卜鲜藕饮

配方：白萝卜 100g，鲜藕 100g。

制法：洗净切碎，榨汁，早晚服用。

适应证：心脾湿热证。症见唇舌或颊内、齿龈及软腭等处溃烂斑点，疼痛，烦躁口渴，小便赤，大便干等。

29. 心肾气虚

杞子核桃桂圆粥

配方：枸杞子 3g，核桃肉 5g，桂圆 3g，粳米 50g。

制法：同熬成粥。早晚食用。

适应证：心肾气虚证。症见腰膝酸软，夜尿频，气短乏力，舌淡，苔白，脉沉细等。

30. 心肾阴虚

洋参女贞子炖乌鸡

配方：洋参 1g，女贞子 2g，乌鸡 1 只（约 200g）。

制法：乌鸡去毛、内脏，与药材一起加水适量放入炖盅，隔水炖 3 小时，吃肉饮汤。

适应证：心肾阴虚证。症见失眠多梦，健忘，腰膝酸软，小便黄少，五心烦热，舌红，苔薄，脉细数等。

31. 心肾阳虚

人参杜仲炖猪腰

配方：猪肾 2 个，杜仲 3g，核桃肉 5g，人参 1g。

制法：先将猪肾切开洗净，与杜仲、核桃、人参一起炖熟后，去杜仲、核桃肉、人参，加入少许食盐食用。

适应证：心肾阳虚证。症见心悸怔忡，腰腿酸痛，面色㿠白，手足不温，或伴泄泻，水肿，舌质淡，脉沉细弱等。

32. 心肾不交

枸杞莲子茶

配方：莲子（不去莲子心）3g，枸杞子 1g。

制法：水煎，吃莲子喝汤。

适应证：心肾不交所致心烦不寐，心悸不安，眩晕，耳鸣，健忘，五心烦热，咽干口燥，腰膝酸软，舌红，脉细数等。

33. 心肺热盛

元参杏仁红豆粥

配方：元参 3g，杏仁 1g，赤小豆 15g，粳米 50g。

制法：共煮为粥。每日 1 次，晚饭后服用。

适应证：心肺热盛证。症见咳嗽气喘，吐痰黄稠，心烦失眠，或伴有颜面痤疮，舌红苔黄，脉数等。

34. 心肺气虚

补气益心饮

配方：干白果 1g，山药 50g，荸荠 30g。

制法：先将白果洗净放入凉水中浸泡半小时，山药和荸荠削皮切片备用，白果煮开后放入山药煮半小时左右，然后放入荸荠同煮 5~10 分钟即可。

适应证：心肺气虚证。症见胸闷心悸，咳喘气短，动则尤甚，吐痰清稀，头晕神疲，语声低怯，舌淡，苔白，脉细弱等。

35. 心肝火旺

清火茶

配方：栀子 2g，夏枯草 2g，白菊花 1g，冰糖适量。

制法：水煎，代茶饮。

适应证：心肝火旺证。症见心烦失眠，头胀目赤，口干口苦，急躁易怒，大便干结，小便红赤等。

36. 脾肾阳虚

草果杜仲羊肉汤

配方：羊肉 200g，草果 1g，杜仲 2g，老姜 10g，大麦粉 100g，豆粉 100g。

制法：粉制成面片，炖羊肉服食。

适应证：脾肾阳虚证。症见形寒肢冷，面色㿠白，腰膝酸软，腹中冷痛，夜尿频多，或见下利清谷，小便不利，肢体浮肿，舌淡胖或边有齿痕，舌苔白滑，脉沉细无力等。

37. 脾胃寒湿

山药羊肉粥

配方：羊肉 25g，鲜山药 100g，粳米 250g。

制法：加水适量，煮粥食之。

适应证：脾胃寒湿证。症见脘腹痞闷，口淡不渴，纳差溏薄，肢体倦怠，少气懒言，头身困重，舌淡苔白，边有齿痕，脉濡缓等。

38. 脾胃虚寒

茴香菜包子

配方：茴香菜 100g，鸡肉 50g。

制法：茴香菜、鸡肉剁碎，加入花椒粉等佐料，拌匀作馅；以和好的小麦粉发面擀皮，置馅于皮中，捏成包子，于笼上旺火蒸 20 分钟即好，热食。

适应证：脾胃虚寒证。症见胃脘泛痛，食后加重，喜暖喜按，体倦乏力，纳差，便溏，舌淡苔薄白，脉沉细无力等。

39. 脾虚泄泻

糯米固肠粥

配方：炒糯米 30g，山药 15g。

制法：糯米、山药共煮粥，熟后加胡椒末少许。加糖或盐食用。

适应证：脾胃虚弱导致的大便溏薄，伴胃脘痞闷，饭后加重，食少纳呆，倦怠无力，舌质淡或胖，苔薄白等。

40. 胃失和降

莱菔橘皮饮

配方：莱菔子 10g，橘皮 2g。

制法：煎水代饮。

适应证：胃失和降所致食欲欠佳，胃脘胀满作痛，嗳气吞酸，呃逆呕吐等。

41. 中气下陷

黄芪芡实粥

配方：黄芪 5g，芡实 10g，小米 100g。

制法：将黄芪、芡实煎煮后去渣，把药汁和粳米放入锅内，加清水适量，煮至米烂成粥。

适应证：中气下陷所致面色少华，头晕目眩，肢体困重，声低懒言，自汗，气短，或子宫下垂，久泻不止，甚则脱肛。舌淡苔白，脉弱等。

42. 肝胃不和

金橘饮

配方：金橘 50g，白蔻仁 1g。

制法：金橘加水用中火煮 5 分钟，再加入白蔻仁，用小火略煮片刻即可。每日 1 次，或随意食之。

适应证：肝胃不和证。症见胃脘、胁肋胀满疼痛，嗳气吞酸，情绪抑郁，食欲欠佳，苔薄黄，脉弦等。

43. 肝阳上亢

菊花粥

配方：白菊花 2g，决明子 15g，连根芹菜 20g，粳米 100g。

制法：白菊花、决明子浸泡半小时，煮水 15 分钟，取汁备用，将连根芹菜切段，与粳米倒入药汁中同煮。

适应证：肝阳上亢证。症见眩晕耳鸣，头目胀痛，面红目赤，急躁易怒，心悸健忘，失眠多梦，腰膝酸软，口苦咽干，舌红，脉细数等。

44. 肝经湿热

大金钱草粥

配方：大金钱草（新鲜）30g 或干品 5g，北粳米 50g，冰糖适量。

制法：取金钱草洗净切细，加水 200mL，煎至 100 mL，去渣取汁，放入北粳米，再加水 400mL 左右，煮为稀粥。每日 1 次，稍温服食，可加少量冰糖。

适应证：肝经湿热证。症见胁肋胀痛，腹胀厌食，口苦泛恶，小便短赤或黄，大便不调，或身目发黄，舌红苔黄腻，脉弦数等。

45. 肝肾阴虚

熟地山萸肉炖鸭肉

配方：熟地黄 5g，山萸肉 5g，鸭肉 80g。

制法：将鸭肉洗净切块，同药材一起加水适量放入炖盅内，隔水炖 1 小时，食用。

适应证：肝肾阴虚证。症见头晕目眩，肢体麻木，口燥咽干，失眠多梦，腰膝酸痛，五心烦热，舌红，少苔，脉弦细等。

46. 肝胃阴亏

沙参银耳粥

配方：沙参 5g，银耳 3g，粳米 100g。

制法：加水适量，煮粥食之。

适应证：肝胃阴亏所致胃脘灼痛，或隐痛嘈杂似饥，饥不欲食，口干喜冷饮，五心烦热，夜寐不安，小便黄赤，大便秘结，舌红少苔，脉细数等。

47. 肝郁脾虚

玫瑰佛手山药粥

配方：玫瑰花 2g，佛手 10g，山药 10g，粳米 100g。

制法：同煮为稀粥。每日 1 次，稍温服食。

适应证：肝郁脾虚证。症见食少纳呆，脘腹胀闷，四肢倦怠，肠鸣矢气，胁肋胀痛，舌尖边稍红，舌苔微黄，或舌质淡、舌体稍胖或有齿痕，脉弦等。

48. 肝火上炎

（1）菊花决明粥

配方：菊花 3g，决明子 15g，粳米 100g。

制法：菊花、决明子加水煎煮，取汁去渣，再加入粳米熬粥，每次适量饮用。

适应证：肝火上炎证。症见头晕胀痛，面红目赤，急躁易怒，心烦不眠或多梦，耳鸣，口苦口干，便秘，尿短黄，舌红苔黄，脉弦数等。

（2）芹菜萝卜汁

配方：西芹 100g，白萝卜 100g。

制法：先将西芹和白萝卜洗干净，放入榨汁机中，每次饮用 100mL 的混合汁即可，每天 1~2 次。

适应证：肝火上炎证。症见头目胀痛，急躁易怒，腹胀纳差，大便干燥等，伴有高血压者尤宜。

49. 肾气亏虚

补肾糊

配方：枸杞子 2g，核桃仁 10g，黑芝麻 10g。

制法：上述 3 种食材，打成粉，熬成糊状。每天 1 ～ 2 次。

适用症：肾气亏虚证。症见腰膝酸软，气短自汗，倦怠无力，面色㿠白，或伴滑精、早泄，小便清长，听力减退，四肢不温，脉细弱等。

50. 肾阳亏虚

炖猪腰

配方：猪肾 2 个，杜仲 5g，核桃肉 10g。

制法：先将猪肾切开洗净，与杜仲、核桃一起炖熟后，去杜仲、核桃肉，加入少许食盐食用。

适应证：肾阳亏虚证。症见腰腿酸痛无力，遇冷加重，得温痛减，面色㿠白，手足不温，精神不振，或伴阳痿，泄泻，水肿，舌质淡，脉沉细弱等。

51. 肺气亏虚

参芪炖鸡

配方：生晒参 3g，黄芪 5g，鸡肉（或乌鸡肉）75g，香菇等辅料及调味品适量。

制法：鸡肉洗净切块，沸水烫一下捞出，参、芪洗净，用温水泡至回软。在容器内加入鸡肉、参、芪及浸泡的水、辅料、调味品及适量高汤（或清水），炖至熟即可。

适应证：肺气亏虚证。症见咳喘气短，声音低怯，自汗畏风，易感外邪，气短乏力，面白神疲，舌淡苔白，脉弱等。

52. 肺胃气虚

黄芪山药内金饼

配方：面粉 250g，鸡内金 3g，黄芪 5g，山药 10g。

制法：将鸡内金、山药研成细粉，并与面粉混合均匀。将黄芪装入纱布袋中入锅，加入适量清水，用武火烧沸，再用文火煎煮 20 分钟，将水倒入面粉中，和成面团。将该面团做成若干个小面饼，用文火将小面饼烙熟即成。

适应证：肺胃气虚证。症见咳喘无力，痰液清稀，声音低怯，胸脘痞闷，不思饮食，或食不消化，神疲体倦，气短自汗，大便稀烂，唇舌淡白等。

53. 肺胃阴虚

滋阴清火饮

配方：鲜百合 50g，鲜藕 60g，鲜芦根 10g。

制法：芦根浸泡半小时，水煎 15 分钟，加鲜藕切片煮 10 分钟，加入百合煮 5 分钟左右即可。

适应证：肺胃阴虚证。症见干咳少痰，胃部隐痛，饥不欲食，形体消瘦，午后潮热，盗汗颧红，或大便干结，小便短少等。

54. 肺胃热盛

百合粥

配方：新鲜百合 15g，糯米 50g。

制法：将新鲜百合和糯米加水煮粥，即可食用。

适应证：肺胃热盛证。症见颜面痤疮或有脓疱，口臭口干，尿黄便结，舌质红，苔黄，脉数等。

55. 肺肾气虚

益肺补肾粥

配方：芡实、扁豆、山药、桂圆肉、红枣、莲子、百合各 6g，粳米 150g。

制法：共煮粥服用，每日 1 次。

适应证：肺肾气虚证。症见胸部满闷，心悸咳嗽，吐清稀白泡沫痰，夜尿频数，唇青面紫，面色晦暗，自汗出，舌淡苔白，脉沉细或结代等。

56. 肺肾寒凝

鹿茸猪腰姜汤

配方：鹿茸 2g，干姜 5g，枸杞子 2g，猪腰（去内膜，切碎）2 个。

制法：将猪腰放入锅中，小炒至熟，与鹿茸、干姜、枸杞子放入锅内隔水炖熟，调味即成。每星期可食用一两次。

适应证：肺肾寒凝证。症见咳嗽胸痛，腰酸腰痛，大便泄泻，四肢不温，气短，尿频，舌淡白或紫暗，苔白滑，脉沉弦或紧等。

57. 肺胃湿热

清热祛湿茶

配方：枇杷叶 5g，赤芍 5g，野菊花 5g，白花蛇舌草 10g。

制法：水煎，代茶饮。

适应证：肺胃湿热所致颜面痤疮，胸闷咳喘，脘腹胀满，肢体困重，纳呆腹胀，大便溏泄，舌腻厚苔黄滑等。

58. 肺胃寒湿

茯苓饮

配方：茯苓 30g，白豆蔻 2g，白果仁（炒去壳）5g。

制法：将茯苓、白果仁用清水武火煮开后，文火煮 20 分钟，加入白豆蔻，再煮 5 分钟，去渣取汁，热饮。

适应证：肺胃寒湿所致胸腹满闷，咳嗽气喘，肢体倦怠，面唇青紫，头身困重，口淡不渴，纳差溏薄，舌淡苔白，边有齿痕，脉濡缓等。

59. 气滞血瘀

三花饮

配方：玫瑰花 1g，红花 3~5g，绿萼梅 1g。

制法：先将三花放入凉水浸泡半小时，煮水 15 分钟效佳，或者三花适量泡水服用。

适应证：气滞血瘀证。症见胸闷胸痛，头晕头痛，情志不舒，善叹息，四肢酸疼，舌质紫暗，舌下脉络青紫、紫胀等。

60. 小儿食积

（1）山药内金糊

配方：炒山药 200g，鸡内金 50g。

制法：共研细粉，每次 1 匙（约 3g）入牛奶或米粥内煮沸，每日早上服 1 次。

适应证：食积。食欲不振，烦躁多啼，夜卧不安，呕吐酸馊食物，大便酸臭或溏薄，苔白厚或黄厚腻，脉弦滑。

（2）鸡肫粉粥

配方：鸡内金 1g，陈皮 1g，砂仁 1g，粳米 30g，蜂蜜适量。

制法：先将前三味药为末。加水煮粥，粥成入药末，加白糖食之。

适应证：食积。食欲不振，烦躁多啼，夜卧不安，呕吐酸馊食物，大便酸臭或溏薄，苔白厚或黄厚腻，脉弦滑。

61. 伤食泄泻

山楂萝卜饮

配方：生山楂 5g，白萝卜 50g。

制法：生山楂、白萝卜切碎煮汁，频服。

适应证：伤食泄泻。症见腹痛肠鸣，泻下粪便臭秽，泻后腹痛减轻，伴有脘腹胀满，嗳腐酸臭，食欲不振等，舌苔垢浊或厚腻，脉滑实。

62. 气虚便秘

黄芪苏麻粥

配方：黄芪 5g，苏子 5g，火麻仁 5g，粳米 250g。

制法：将黄芪、苏子、火麻仁洗净，烘干，打成细末，倒入 200mL 温水，用力搅匀，待粗粒下沉时，取药汁备用。洗净粳米，以药汁煮粥。

适应证：适用于气虚导致的大便秘结，伴见头晕目眩，少气懒言，神疲乏力。

参 考 文 献

［1］邓铁涛. 高等中医药院校教学参考丛书·中医诊断学. 第 2 版［M］. 北京：人民卫生出版社，2008.

［2］黄攸立. 中国望诊［M］. 合肥：安徽科学技术出版社，2002.

［3］周念宇. 面诊手诊速效自疗［M］. 武汉：武汉出版社，2011.

［4］刘剑锋. 手诊［M］. 北京：华龄出版社，1992.

［5］蔡洪光. 观手知健康——经络全息手诊［M］. 广州：广东科学技术出版社，2011.

［6］黄自立. 中国古籍医论荟萃［M］. 汕头：汕头大学出版社，2003.

［7］崔记维校点. 周礼［M］. 沈阳：辽宁教育出版社，2000.

［8］孙怀玲. 中医辨证与现代医学诊断的互补性［J］. 长春中医药大学学报，2010，26（4）：518-519.

［9］郑家贵. 中医临床思维西化的认知心理学分析［J］. 世界中西医结合杂志，2007，2（1）：176.

［10］祝贵全. 浅述望诊与切脉在临床上的运用与区别［J］. 内蒙古中医药，2011，29（9）：133.

［11］陈朝晖，牛婷立，朱庆文，等. 从中西医学诊断方法的差异看中医四诊合参的特色［J］. 广州中医药大学学报，2011，28（3）：332-334.

［12］全国中医标准化技术委员会（SAC/TC 478）中医临床诊疗术语　第 1 部分：疾病. GB/T 16751.1-2023.2023-03-17.

［13］全国中医标准化技术委员会（SAC/TC 478）中医临床诊疗术语　第 2 部分：证候. GB/T 16751.2-2021.2021-11-26.

［14］全国中医标准化技术委员会（SAC/TC 478）中医临床诊疗术语　第 3 部分：治法. GB/T 16751.3-2023.2023-03-17.